STABILOMETRIA POSTURALE

di Vanni Jeni

Valutazione, Protocolli e Applicazioni Cliniche

POSTURAFACILE
edizioni

Sede Legale:
Via Carlo Noè 53 – 20038 Busto Garolfo (MI)
Web: www.posturafacile.it
E-mail: info@posturafacile.it
Infoline: +39 02 87178799

Ideato e Scritto da Vanni Jeni
Immagini di Vanni Jeni
Posturafacile Edizioni, 2026

ISBN 979-12-82774-00-0
Prima Edizione: 2026

Il contenuto di questo libro non si riferisce ad attività diagnostica o terapeutica e non può sostituirsi a un parere medico o di uno specialista qualificato. Il libro ha valenza informativa per gli operatori del settore.

AUTORE

Vanni Jeni è Chinesiologo, Posturologo e Osteopata D.O., fondatore di Posturafacile.it. Laurea Magistrale in Attività Motorie Preventive e Adattate alla Facoltà di Scienze Motorie e Sportive con lode all'Università di Catania, ha conseguito un Master in Posturologia con lode all'Università La Sapienza di Roma, un Master in Arteterapia a orientamento Psicofisiologico nella stessa istituzione, e un diploma in Osteopatia presso International Osteopathic Academy (IOA).

Da oltre vent'anni si dedica alla valutazione e alla rieducazione posturale, sviluppando un metodo clinico che integra biomeccanica, neurofisiologia e psicofisiologia in una visione unitaria del corpo umano. Il suo approccio parte da un principio fondamentale: la postura è il risultato di un sistema complesso in cui convergono recettori visivi, vestibolari, podalici, occlusali e viscerali, tutti in continua interazione tra loro.

Nella sua pratica clinica utilizza strumenti diagnostici avanzati come la stabilometria e la baropodometria per un'analisi posturale obiettiva e misurabile, affiancandoli a una valutazione globale del paziente che considera anche la dimensione psicoemotiva e viscerale della postura.

Attraverso Posturafacile.it promuove la formazione e la divulgazione scientifica nel campo della posturologia, con programmi rivolti a professionisti della salute e del movimento — fisioterapisti, osteopati, chinesiologi, dentisti, optometristi — che desiderano integrare l'analisi posturale nella propria pratica clinica.

È autore di *Ginnastica Posturale Funzionale®* (2019) e *Analisi della Postura* (2024, 2ª edizione 2026), pubblicati da Posturafacile Edizion

Panta rhei os potamós
Tutto scorre come un fiume

Eraclito, 535-475 a.C.

La stabilità del corpo è un'illusione

Vanni Jeni 2025

INDICE

PREFAZIONE

La stabilometria è entrata nella mia pratica clinica come entra quasi tutto quello che conta davvero: tutto iniziò da una domanda senza risposta soddisfacente.

Stavo guardando un paziente in piedi sulla pedana. I dati stavano apparendo sullo schermo. Numeri, grafici, un gomitolo che si disegnava in tempo reale. Tutto sembrava preciso. Eppure, non sapevo bene cosa guardare, in che ordine, e soprattutto cosa significasse quello che vedevo rispetto a quello che sentivo clinicamente.

Quel disagio — la distanza tra la precisione degli strumenti e la vaghezza interpretativa di chi li usa — è il motivo per cui ho scritto questo libro.

La stabilometria non è un esame difficile da eseguire. È un esame difficile da leggere bene. E "leggere bene" non significa conoscere tutti i parametri: significa capire come si parlano tra loro, cosa dicono e cosa non possono dire.

In questi anni ho visto professionisti convinti che un'area dell'ellisse aumentata significasse automaticamente patologia. Ho visto referti stabilometrici usati come diagnosi invece che come descrizioni funzionali. Ho sentito pazienti spaventati da numeri fuori norma che erano semplicemente fuori norma per quella mattina, in quello stato emotivo, con quella pedana.

Questo libro nasce dall'esigenza di fare chiarezza: sui parametri, sui protocolli, sulle applicazioni cliniche, sui limiti. Non è un manuale tecnico di ingegneria biomeccanica. È uno strumento per chi vuole usare la stabilometria in modo sensato, integrandola con quello che già sa fare: osservare, ragionare, decidere.

La mia filosofia non è cambiata rispetto ad Analisi della Postura. La pedana misura quello che il corpo fa sotto la pressione gravitazionale. Non misura il paziente. Siamo noi a farlo.

PREFAZIONE

INTRODUZIONE

Quando si parla di postura, il rischio è sempre lo stesso: parlare di qualcosa che si vede, descrivere qualcosa che si misura, e dimenticarsi di capire qualcosa che funziona. La stabilometria è uno strumento che ho imparato ad apprezzare proprio perché obbliga a fare questo salto: da ciò che si osserva a ciò che il corpo sta realmente facendo. Non è un salto automatico. Richiede metodo, esperienza e una certa umiltà davanti ai numeri.

La pedana non ti dirà dove stai: ti dirà come ti muovi per restare in piedi. È una cosa diversa. E per capirla bene, devi imparare a leggere quello che la pedana fa. Non tutti i numeri sono importanti allo stesso modo. Non tutti ti dicono la stessa cosa.

Quello che mi preme in questo libro è darti una mappa: non una lista di parametri, ma un modo di ragionare. Come osservare il gomitolo. Cosa significa quando l'ellisse aumenta. Quando le oscillazioni cambiano tra occhi aperti e chiusi, e cosa potrebbe significare. Come usare questi dati per capire qualcosa della persona che sta sulla pedana.

La stabilometria posturale misura con precisione le oscillazioni del corpo in posizione eretta attraverso una pedana stabilometrica.[1] Questa tecnica permette di valutare le strategie posturali antigravitarie che ogni persona mette in atto per mantenere l'equilibrio[2]

La pedana registra le variazioni di pressione esercitate dai piedi sul suolo e le trasforma in dati numerici e grafici.[3] Il software successivamente elabora queste informazioni per fornire una rappresentazione dettagliata delle oscillazioni e della loro dinamica[4]

Quello che ne esce è un insieme di misurazioni oggettive, indispensabili per comprendere davvero come funziona il controllo dell'equi-

1 Duarte, Freitas, 2010
2 Winter, 1995
3 Prieto et al., 1996
4 Baratto et al., 2002

librio.[5]

Una valutazione posturale completa integra due cose: quello che vedi con i tuoi occhi e quello che la pedana misura. I test strumentali si basano su dispositivi come la pedana stabilometrica e software che registrano i dati senza il tuo intervento diretto, il che significa che la soggettività ha meno spazio.[6] In questo modo i risultati sono più affidabili e puoi ripeterli.[7]

La standardizzazione è cruciale: devi usare la stessa pedana, gli stessi protocolli, lo stesso ambiente, perché i numeri di oggi abbiano senso quando li confronti con i numeri di tre mesi fa.[8]

In questo libro esploreremo la stabilometria posturale partendo da come si esegue, passando per i parametri principali — il center of pressure, gli indicatori cinetici e cinematici, gli indici come Romberg e LFS, l'analisi in frequenza, i protocolli e il referto — fino alle applicazioni cliniche, che nella seconda parte affronto patologia per patologia: i quadri vestibolari e neurologici, il dolore muscolo-scheletrico, i recettori posturali di origine stomatognatica, visiva e podalica, il sistema neurovegetativo, la respirazione, lo sport e le alterazioni strutturali[9].

Distingueremo tra parametri geometrici e numerici, ti mostrerò i valori di normalità che la letteratura ti offre,[10] e ti spiegherò come usare i software per acquisire i dati nel modo giusto. Esploreremo anche le tipologie di pedane disponibili, con i loro vantaggi e i loro limiti[11]

Quello che voglio fare è fornirti una base solida, dinamica, che ti guidi attraverso le applicazioni di questo strumento. Con una tecnica di misurazione oggettiva e standardizzata puoi migliorare le tue pratiche cliniche e ottimizzare i risultati terapeutici. Questo è il fine: una visione integrata e scientificamente fondata dell'equilibrio posturale.[12]

5 Ibid.
6 Palmieri et al., 2002
7 Ruhe et al., 2010
8 Gangloff, Perrin, 2002
9 Paulus et al., 1984
10 Ibid.
11 Ibid.
12 Ibid.

PARTE I
INTERPRETAZIONE DEGLI INDICATORI DI STABILOMETRIA

CAPITOLO 1
APPLICAZIONI CLINICHE DELLA STABILOMETRIA

Quando ho iniziato a usare la stabilometria in studio, la usavo male. Non nel senso tecnico — il protocollo lo seguivo — ma nel senso clinico. Guardavo i numeri, li confrontavo con i valori di normalità e ne traevo conclusioni troppo rapide. Poi ho capito che la pedana non dice dove stai: dice come ti muovi per restare in piedi. È una distinzione sottile, ma cambia tutto.

1.1 UTILIZZO IN CLINICA E RIABILITAZIONE

La stabilometria è uno strumento di grande rilevanza nella valutazione clinica perché ti permette di analizzare in modo oggettivo il comportamento dell'equilibrio attraverso la misurazione delle oscillazioni corporee.[13]

Stare in piedi non è statico. È un fenomeno dinamico fatto di continui micromovimenti su tre piani dello spazio.[14] Quelle oscillazioni sono l'espressione delle strategie neuromuscolari che il tuo corpo usa per contrastare la gravità e restare stabile[15]

In ortostatismo il corpo tende fisiologicamente a perdere equilibrio lungo gli assi antero-posteriore e latero-laterale. Il sistema posturale risponde attraverso meccanismi riflessi automatici, come il riflesso miotatico, che contrae i muscoli per ripristinare l'equilibrio.[16] Il risultato è un alternarsi continuo di oscillazioni. Sono fisiologiche, ma sono anche un indicatore di quanto sia efficiente il tuo controllo posturale. Più energia consuma il sistema per restare in piedi, meno efficiente è l'organizzazione posturale.

In clinica e riabilitazione, la stabilometria è centrale perché ti per-

13 Duarte, Freitas, 2010
14 Winter, 1995
15 Ibid.
16 Latash, 2008

mette di ottenere dati ripetibili nel tempo, comparabili tra operatori, e di osservare come il paziente evolve durante un percorso terapeutico.[17] Puoi verificare in modo oggettivo se il trattamento funziona guardando come cambiano le oscillazioni nel tempo[18]

1.2 APPLICAZIONI IN NEUROLOGIA E ORTOPEDIA

In neurologia e ortopedia, la stabilometria è uno strumento utile di valutazione funzionale dell'equilibrio. L'analisi delle oscillazioni del centro di pressione ti permette di rilevare alterazioni nel controllo posturale legate a disfunzioni del sistema nervoso centrale, deficit propriocettivi o condizioni muscolo-scheletriche.[19]

Un utilizzo frequente è nella valutazione oggettiva delle conseguenze funzionali di traumi, come il colpo di frusta cervicale. La stabilometria ti permette di documentare con dati quantitativi come il controllo posturale è cambiato.[20]

I parametri numerici standardizzati ti permettono di integrare l'osservazione clinica con misurazioni strumentali. E la disponibilità di protocolli standardizzati ti consente di confrontare i dati del paziente con valori di riferimento in letteratura, il che rende più facile identificare alterazioni del sistema di controllo dell'equilibrio.

La stabilometria è utile non solo nella valutazione iniziale, ma anche nel follow-up e nella ricerca, permettendo analisi statistiche su gruppi di pazienti con condizioni patologiche specifiche.

1.3 RUOLO DELLA STABILOMETRIA NELLA POSTUROLOGIA E NELLA MEDICINA SPORTIVA

In posturologia, la stabilometria è uno strumento fondamentale per analizzare la stabilità posturale propriocettiva — come cioè il soggetto organizza la postura antigravitaria.

---

17 Raymakers et al., 2005
18 Ruhe et al., 2010
19 Prieto et al., 1996
20 Treleaven, 2008

L'analisi del dispendio energetico necessario a mantenere la posizione eretta ti permette di individuare disfunzioni nei recettori posturali che contribuiscono al controllo dell'equilibrio. In particolare, la funzione visiva, stomatognatica, podalica e l'integrazione propriocettiva globale.[21] L'alterazione di uno di questi sistemi può aumentare le oscillazioni e ridurre l'efficienza del sistema tonico-posturale.

La stabilometria è standardizzata e ripetibile, il che significa che puoi costruire nel tempo un database di dati clinici confrontabili. Questo facilita lo screening statistico di condizioni disfunzionali ricorrenti e supporta la ricerca scientifica. La letteratura che analizza la postura attraverso il centro di pressione è vasta, il che significa che le tue osservazioni cliniche si collocano dentro un quadro scientifico condiviso.

In medicina sportiva, la stabilometria valuta l'efficienza del controllo posturale negli atleti, monitora gli adattamenti legati all'allenamento e individua squilibri funzionali che possono predisporre a infortuni. La misurazione oggettiva delle oscillazioni è un indicatore sensibile dell'integrazione tra sistemi sensoriali e controllo motorio.

21 Paulus et al., 1984

CAPITOLO 2
COME SI ESEGUE LA VALUTAZIONE STABILOMETRICA

Uno degli errori più comuni che osservo nei professionisti che iniziano a usare la stabilometria è la fretta di acquisire. Si mette il paziente sulla pedana, si avvia il software, si aspettano trenta secondi. Ma quei trenta secondi registrano tutto quello che è successo prima: l'agitazione, la posizione sbagliata, la deglutizione, la scarpa non tolta. Il protocollo inizia molto prima che il software cominci a campionare.

2.1 PREPARAZIONE DEL PAZIENTE

Eseguire correttamente un esame stabilometrico richiede innanzitutto una preparazione accurata del paziente per garantire condizioni neutre e riproducibili nel tempo. Questo è fondamentale perché la stabilometria misura quantitativamente il comportamento dell'equilibrio. La qualità dei dati dipende dalla coerenza delle condizioni di valutazione, che devono poter essere replicate da te stesso o da altri professionisti, anche a distanza di tempo.[22]

Metti il paziente in una condizione di comfort. Soprattutto durante la prima valutazione, spesso manifesta tensione per la novità dell'esame. È utile farlo salire e scendere dalla pedana un paio di volte prima dell'acquisizione, così si familiarizza. Il portamento deve essere naturale e rilassato, in stazione eretta, lo sguardo orientato in avanti, parallelo al terreno, come se osservasse l'orizzonte.

22 Scoppa et al., 2013

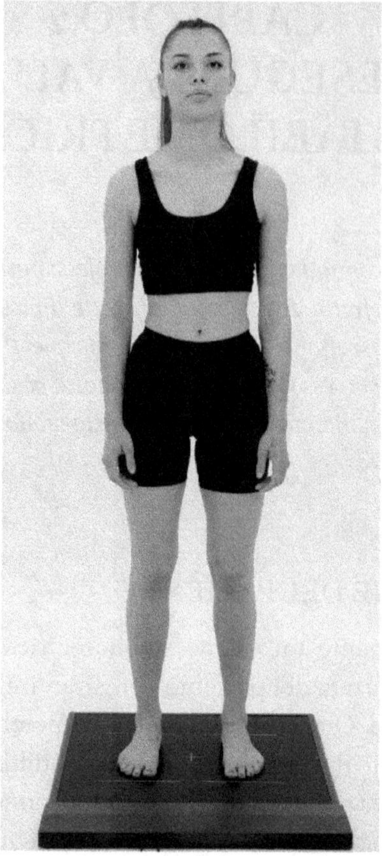

Figura 2.1 — Condizioni ambientali e posizionamento del paziente durante l'esame stabilometrico

Il primo riferimento visivo — generalmente la parete di fronte — deve trovarsi a una distanza non inferiore a due metri, per evitare interferenze dalla focalizzazione ravvicinata.

Poni particolare attenzione al sistema stomatognatico: bocca chiusa ma senza serramento dentale. Puoi chiedere al soggetto di stringere i denti e rilasciarli un paio di volte, così riconosce la posizione di riposo fisiologica.

La respirazione deve essere spontanea e regolare. Se il soggetto trattiene il respiro per tensione emotiva, invitalo a fare alcuni respiri profondi, poi torna a ventilazione naturale.

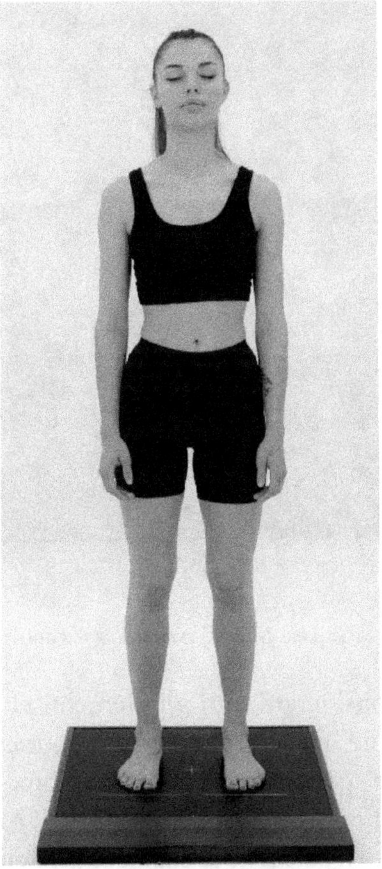

Figura 2.2 — Posizione del paziente sulla pedana: a occhi chiusi

La posizione dei piedi è un elemento chiave. Generalmente si usa la posizione naturale, detta trocanterica, che riflette l'appoggio spontaneo del soggetto. In funzione del protocollo, puoi poi acquisire anche in posizione di Romberg (talloni distanziati di circa 2 cm e punte divaricate di 30°) o in monopedestazione, soprattutto nei bambini o nello sport.

Le acquisizioni standard prevedono generalmente 30 o 51,2 secondi, con riduzioni nei test monopodalici.

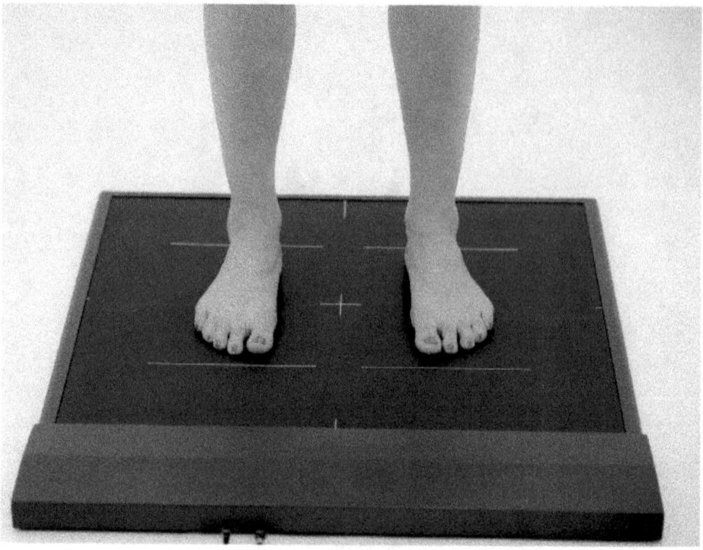

Figura 2.3 — Posizione dei piedi in appoggio trocanterico su pedana

È fondamentale considerare tutti gli elementi che modificano l'assetto posturale. Se il paziente indossa lenti correttive, ortesi plantari, apparecchi ortodontici, calzature particolari, piercing o orecchini, registra queste condizioni e, quando necessario, esegui valutazioni comparative con e senza questi elementi. Questo ti permette di capire se influenzano il sistema tonico-posturale e rende la valutazione più completa e clinicamente significativa.[23]

2.2 CONDIZIONI AMBIENTALI E ATTREZZATURE

L'ambiente deve essere il più possibile neutro e controllato. Un setting inadeguato altera le oscillazioni corporee e riduce l'affidabilità delle misurazioni.

La stanza dovrebbe essere silenziosa e preferibilmente insonorizzata. Rumori improvvisi o continui modificano inconsciamente il controllo posturale.

L'illuminazione deve essere uniforme e priva di fonti direzionali che fungano da stimoli visivi distraenti, anche nelle prove a occhi chiusi.

23 Peterka, 2002

Posizionati alle spalle del soggetto durante l'acquisizione, evitando il suo campo visivo. Questo riduce le interferenze comportamentali e ti permette di osservare contemporaneamente la strategia posturale del paziente e i dati che il software acquisisce in tempo reale.

L'esame si esegue generalmente in due modalità: a occhi aperti e a occhi chiusi. La prima valuta il sistema posturale con il contributo del controllo visivo, usando riferimenti esterni per stabilizzare il capo e il corpo nello spazio. La seconda elimina il riferimento visivo e forza il sistema a basarsi sull'integrazione somatosensoriale, vestibolare e propriocettiva, evidenziando carenze funzionali nei meccanismi di controllo dell'equilibrio.[24]

Dal punto di vista strumentale, le pedane stabilometriche registrano le oscillazioni del centro di pressione ed elaborano in tempo reale grafici e parametri numerici. Il software visualizza la distribuzione pressoria, l'andamento del baricentro corporeo, le oscillazioni antero-posteriori e latero-laterali e la proiezione al suolo del centro di massa, offrendo una rappresentazione dinamica del comportamento posturale.

2.3 ASPETTI PRATICI PER UNA VALUTAZIONE CORRETTA

Una valutazione stabilometrica corretta non si limita all'acquisizione dei dati. Devi registrare sistematicamente tutte le condizioni in cui l'esame è stato eseguito. Questo ti permette di riprodurre nel tempo lo stesso protocollo e di monitorare l'evoluzione clinica e il confronto tra acquisizioni.[25]

Durante l'esame, il software ti permette di osservare in tempo reale diversi parametri: l'andamento delle pressioni, le oscillazioni del baricentro, la traiettoria del centro di pressione (il "gomitolo") e le variazioni lungo gli assi antero-posteriore e latero-laterale.

Al termine dell'acquisizione, si genera un referto stabilometrico che deve includere due elementi fondamentali: una valutazione grafica (interpretazione cinetica) che descrive la strategia pressoria e l'orga-

24 Duarte, Freitas, 2010
25 Ruhe et al., 2010

nizzazione delle oscillazioni, e una valutazione numerica (analisi cinematica) che quantifica i parametri posturali e consente il confronto con valori normativi.

La valutazione grafica permette di osservare la distribuzione del carico, la traiettoria del centro di pressione e l'area delle oscillazioni, fornendo indicazioni sulla strategia antigravitaria del soggetto. I dati numerici rappresentano l'aspetto oggettivo e ti permettono di monitorare nel tempo le variazioni del controllo posturale.

In base agli obiettivi clinici o di ricerca, si possono aggiungere ulteriori parametri, come l'analisi in frequenza (Fourier) o indici specifici legati alla variabilità del segnale stabilometrico.

L'accurata definizione del setting, della preparazione del paziente e delle modalità di acquisizione è il presupposto indispensabile per ottenere dati affidabili, confrontabili e scientificamente validi. La stabilometria esprime il proprio valore clinico nella capacità di trasformare l'osservazione posturale in misurazioni oggettive, standardizzate e ripetibili, rendendo possibile il confronto tra valutazioni successive e tra studi in letteratura.[26]

26 Prieto et al., 1996

CAPITOLO 3
PROTOCOLLI DI ACQUISIZIONE DI STABILOMETRIA

Ho cambiato protocollo diverse volte. Non perché il protocollo precedente fosse sbagliato, ma perché ogni volta che capivo qualcosa di nuovo sulla stabilometria, capivo anche che stavo confrontando dati non confrontabili. Standardizzare non è un dettaglio tecnico: è la condizione minima per cui i dati di oggi abbiano senso rispetto a quelli di tre mesi fa. E spesso questo lo si impara dopo aver già sbagliato.

3.1 STANDARDIZZAZIONE DELLE PROCEDURE

I protocolli di acquisizione rappresentano uno degli aspetti più importanti della stabilometria posturale. Ti permettono di rendere la valutazione oggettiva, ripetibile e confrontabile nel tempo.

Non è sufficiente descrivere il setting ambientale. Devi riportare con precisione le modalità di acquisizione, la durata dei test, la posizione dei piedi, le condizioni visive e ogni variabile che possa influenzare il controllo posturale. Questo ti permette di confrontare i dati con valori di normalità in letteratura e di rendere l'esame riproducibile da altri operatori.[27]

Storicamente, il riferimento principale per la standardizzazione è la scuola francese, in particolare gli studi di Pierre Gagey, che ha contribuito a definire i primi protocolli stabilometrici con valori normativi di riferimento. Questi protocolli sono stati la base per molti anni. Oggi la letteratura scientifica ha ampliato questi modelli, introducendo ulteriori modalità di acquisizione e nuovi parametri di normalità, permettendo di valutare il controllo posturale in condizioni differenti mantenendo la comparabilità dei dati.

La standardizzazione implica anche la scelta della posizione di acquisizione. L'esame si esegue generalmente in bipodalismo, spesso

27 Paillard, Noe, 2015

nella posizione di Romberg, con piedi aperti di circa 30° e talloni distanziati di 1-2 cm, braccia lungo i fianchi e palmi rivolti verso l'interno. In alternativa si usa la posizione trocanterica, che rappresenta la posizione più naturale e spontanea del soggetto.

I tempi di acquisizione standard più utilizzati sono 30 secondi per valutazioni rapide e cliniche, oppure 51,2 secondi per protocolli più strutturati e comparabili con valori normativi classici.

La standardizzazione è fondamentale anche per la ricerca scientifica. Solo descrivendo con precisione il protocollo utilizzato puoi confrontare i risultati con quelli in letteratura e contribuire alla costruzione di modelli interpretativi affidabili del controllo posturale.[28]

3.2 VARIE TIPOLOGIE DI PROTOCOLLI E LORO SCOPI

Esistono numerosi protocolli di acquisizione stabilometrica e la loro scelta dipende dall'obiettivo clinico della valutazione.

---

28 Scoppa et al., 2013

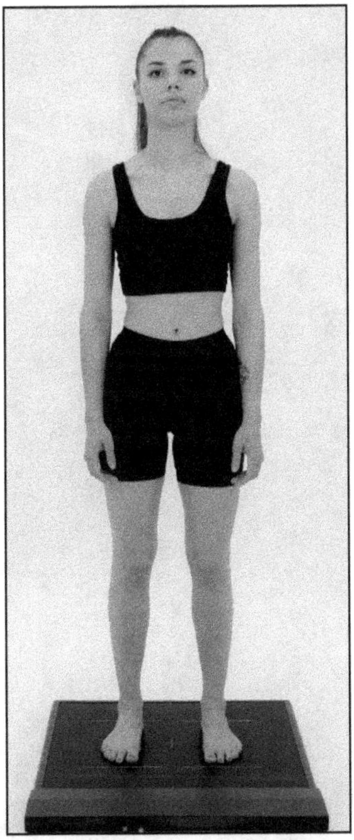

Figura 3.1 — Posizione trocanterica: appoggio naturale dei piedi sulla pedana

Il protocollo più semplice e rapido, frequentemente utilizzato in clinica, prevede una doppia acquisizione in posizione trocanterica: 30 secondi a occhi aperti e 30 secondi a occhi chiusi. Questo test ti dà una visione immediata della strategia antigravitaria del soggetto e ti permette di valutare il contributo relativo della funzione visiva rispetto a quella propriocettiva. Se ci sono differenze significative tra le due condizioni, puoi ipotizzare un'alterazione nei sistemi sensoriali coinvolti nel controllo dell'equilibrio.

Il protocollo classico della scuola francese usa la posizione di Romberg con acquisizioni di 51,2 secondi a occhi aperti e 51,2 secondi a occhi chiusi. Questa modalità ti permette di confrontare i dati con valori normativi più consolidati e offre maggiore precisione nella valutazione delle oscillazioni posturali.

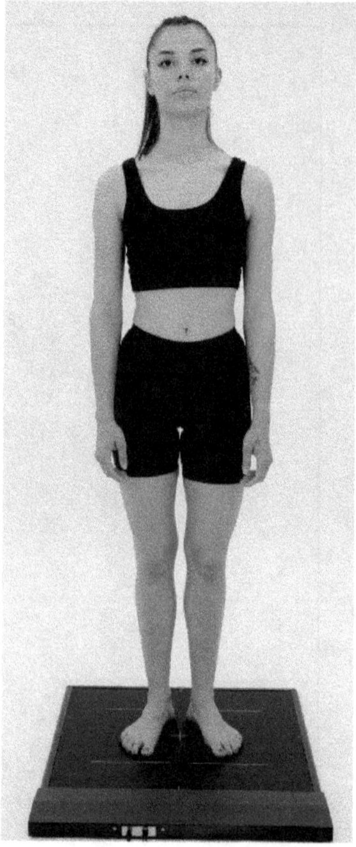

Figura 3.2 — Posizione di Romberg: talloni a 2 cm, punte divaricate a 30°

Accanto ai protocolli generali, esistono protocolli specifici per distretti funzionali particolari. Il protocollo cervicale viene utilizzato soprattutto nei traumi cervicali o per sospetta interferenza della regione cervico-cefalica. Si esegue una prima acquisizione in condizioni neutre e una seconda con la testa in iperestensione, valutando se le oscillazioni aumentano significativamente.

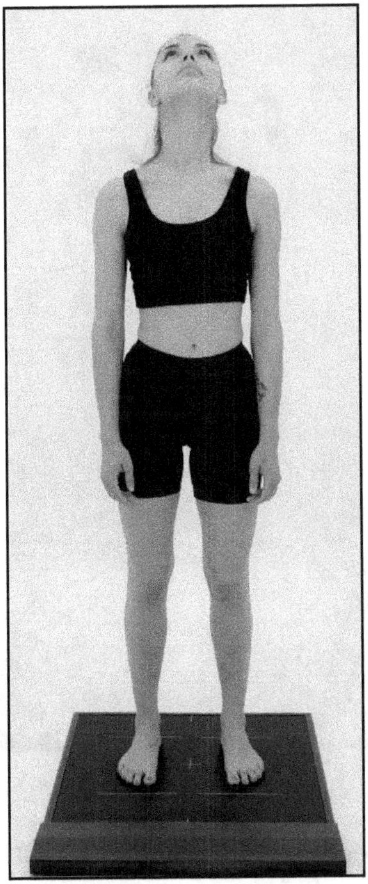

Figura 3.3 — Protocollo cervicale: acquisizione con iperestensione del capo

Il protocollo stomatognatico indaga l'influenza dell'occlusione dentale e della funzione orale sul controllo posturale. L'acquisizione avviene in condizioni base e successivamente con varianti come bocca aperta, lingua allo spot palatino o presenza di dispositivi intraorali.

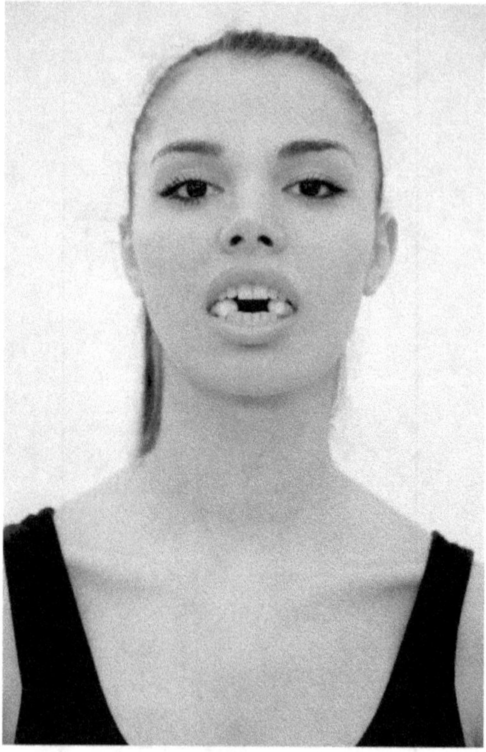

Figura 3.4 — Protocollo stomatognatico: valutazione dell'influenza occlusale

Analogamente, si può valutare l'effetto delle ortesi plantari o delle solette propriocettive eseguendo acquisizioni comparative con e senza tali supporti.

Un ulteriore protocollo è quello monopodalico, utilizzato per valutare più finemente il controllo dell'equilibrio, soprattutto nelle instabilità di caviglia o negli atleti. Le acquisizioni sono più brevi, generalmente di circa 10 secondi per ciascun piede, per ridurre il rischio di caduta e ottenere informazioni sulla stabilità segmentaria.

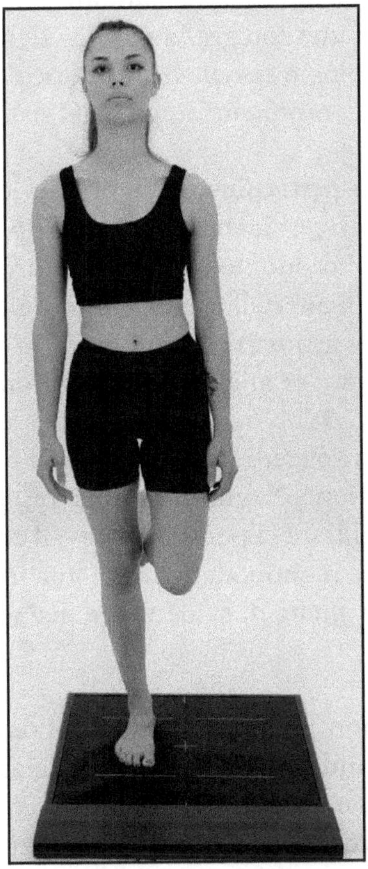

Figura 3.5 — Protocollo monopodalico: acquisizione in appoggio su un solo piede

I software stabilometrici spesso hanno protocolli preimpostati che ti permettono di selezionare rapidamente le modalità di acquisizione più adatte, includendo sequenze di test bipodalici, monopodalici, a occhi aperti e chiusi, con differenti varianti funzionali.

3.3 VARIAZIONI NEI PROTOCOLLI IN BASE ALLA POPOLAZIONE E AL TIPO DI VALUTAZIONE

La stabilometria è estremamente flessibile e può essere adattata in funzione della popolazione esaminata e dell'obiettivo della valutazione.

Nei soggetti sani, l'acquisizione standard a occhi aperti e chiusi ti permette di ottenere una fotografia globale della strategia posturale. Nei pazienti con patologie specifiche, i protocolli possono essere modificati per indagare componenti singole del sistema tonico-posturale.

Ad esempio, nei sospetti coinvolgimenti cervicali, introduci varianti posturali del capo per verificare se le oscillazioni aumentano significativamente. In ambito odontoiatrico e posturologico, usi protocolli che prevedono modifiche dell'occlusione o della posizione linguale. In ambito podalico, le acquisizioni comparative con e senza plantari ti permettono di osservare se migliorano o peggiorano la stabilità.

Nei bambini o nei soggetti con difficoltà di equilibrio, puoi ridurre i tempi di acquisizione. Negli sportivi usi più frequentemente i test monopodalici per valutare la performance e il controllo neuromuscolare fine. La posizione monopodalica aumenta le richieste di controllo propriocettivo e ti permette di evidenziare instabilità non rilevabili in bipodalismo.[29]

La stabilometria non è limitata a protocolli rigidi, ma puoi usarla in modo dinamico per indagare l'effetto di qualsiasi variabile potenzialmente interferente con il sistema posturale: occhiali, ortesi, dispositivi intraorali, modifiche cervicali o condizioni funzionali specifiche.

Tuttavia, affinché i dati acquisiti mantengano valore clinico e scientifico, ogni variazione deve essere accuratamente documentata. Solo attraverso una descrizione precisa delle modalità di acquisizione puoi interpretare correttamente i risultati e confrontarli con quelli in letteratura internazionale.[30]

---

29 Duarte, Freitas, 2010
30 Peterka, 2002

CAPITOLO 4
ANALISI DEL COP – CENTER OF PRESSURE

Per anni ho confuso il centro di pressione con il baricentro del corpo, e leggevo il tracciato come se fosse il paziente a spostarsi nello spazio. Il giorno in cui ho capito che la pedana non registra il corpo, ma le pressioni sotto i piedi, ho iniziato a leggere ogni referto in modo diverso. Il CoP non è dove sei: è dove il tuo sistema spinge per non cadere.

4.1 DEFINIZIONE E SIGNIFICATO DEL COP

Il malinteso più diffuso sul CoP è pensare che la pedana misuri l'oscillazione del corpo. Non è così. La pedana non "misura direttamente" quanto oscilli: nel tempo di acquisizione (tipicamente 30 s o 51,2 s) registra la distribuzione delle forze di reazione al suolo sotto i piedi e ne ricava la traiettoria di un punto risultante. Capire questa differenza è il primo passo per leggere bene tutto il resto.

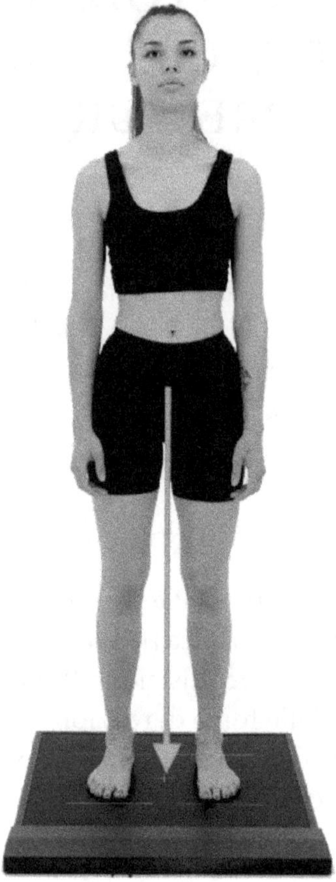

Figura 4.1 — Soggetto su pedana stabilometrica con proiezione del CoP

Questo punto è il Center of Pressure (CoP, Centro di Pressione): il punto di applicazione della risultante delle forze di reazione vincolari tra piede e terreno, cioè il "baricentro" delle pressioni plantari istante per istante.

Nel linguaggio clinico capita spesso di dire che il CoP rappresenta "la proiezione al suolo del centro di massa (CoM)". Ma scientificamente è più corretto distinguere:

il Centro di Massa (CoM) è un punto del corpo (in 3D) che rappresenta il baricentro delle masse e delle forze peso; il CoP è un punto sotto i piedi che rappresenta dove agisce la risultante della reazione al suolo.

In stazione eretta quieta, CoP e proiezione del CoM si muovono in relazione stretta (modello del corpo come "pendolo inverso"), ma non coincidono necessariamente: il sistema nervoso sposta il CoP per generare momenti correttivi che controllano il movimento del CoM.[31]

4.2 UTILIZZO DEL COP NELLA STABILOMETRIA POSTURALE

Per visualizzare l'idea in modo intuitivo, immagina il corpo come un cono inverso che "oscilla" sopra la base di appoggio. Le micro-oscillazioni antero-posteriori, latero-laterali e (in parte) rotatorie si traducono in continue variazioni delle pressioni plantari. La pedana campiona queste pressioni e ricostruisce la traiettoria del CoP nel tempo.

Un'analogia clinicamente efficace è quella del "filo con un pennarello": come se dal CoM scendesse un filo che disegna sul pavimento una traccia. Quella traccia è il classico "gomitolo" (o *spaghetti plot* nella tradizione francese), cioè la proiezione temporale del punto risultante al suolo: non descrive un "disegno estetico", ma una misura oggettiva del comportamento del sistema di controllo posturale durante l'acquisizione.[32]

Nella pratica, proprio perché l'assetto posturale è il risultato dell'integrazione visiva, vestibolare e somatosensoriale, la traiettoria del CoP diventa un indicatore sensibile del modo in cui il sistema sta "lavorando" per mantenere l'equilibrio.[33]

4.3 INTERPRETAZIONE DEI DATI DEL COP

L'interpretazione stabilometrica parte dalla geometria e dalla dinamica della traiettoria del CoP:

- Area di oscillazione (es. ellisse di confidenza): più ampia, in generale, indica maggiore instabilità o maggior "rumore" del controllo;
- Lunghezza del percorso / velocità media: spesso interpretata come mag-

31 Quijoux et al., 2021
32 Hong et al., 2016
33 Prieto et al., 1996

giore attività correttiva (maggiore lavoro del sistema per mantenere l'equilibrio);

- Direzionalità (prevalenza A-P o M-L): può suggerire strategie di controllo differenti o vincoli biomeccanici/recettoriali; Confronto tra condizioni (occhi aperti rispetto a chiusi; varianti recettoriali): permette di inferire quanto il controllo dipenda da specifici input sensoriali.[34]

Il punto fondamentale è che il CoP è una misura indiretta ma altamente informativa: descrive l'output meccanico del controllo posturale e, se letto correttamente e con protocolli standardizzati, permette di confrontare soggetti, condizioni e follow-up nel tempo.[35]

34 Richmond et al., 2021
35 Ibid.

CAPITOLO 5
INDICATORI CINETICI E CINEMATICI

All'inizio guardavo tutti i parametri con la stessa attenzione, e finivo per non concludere niente. Ci ho messo un po' a capire che alcuni descrivono la forma dell'oscillazione e altri la misurano: sono due lingue diverse. Da quando li tengo separati — prima la forma, poi il numero — il referto ha smesso di confondermi.

5.1 DIFFERENZE E RELAZIONI TRA INDICATORI CINETICI E CINEMATICI

Alla fine di un'acquisizione il software ti mette davanti a decine di parametri. Il problema non è ottenerli: è sapere quali guardare. Conviene partire da una distinzione semplice, coerente con la meccanica del movimento: indicatori cinetici e indicatori cinematici. I primi descrivono la forma del fenomeno oscillatorio, i secondi lo traducono in numeri confrontabili. Tenerli separati ti evita di annegare nei dati.

Gli indicatori cinetici rappresentano l'aspetto geometrico e descrittivo del fenomeno oscillatorio. Sono generalmente rappresentazioni grafiche che permettono una valutazione qualitativa della strategia posturale, evidenziando forma, distribuzione e organizzazione spaziale delle oscillazioni del centro di pressione.

Gli indicatori cinematici, invece, costituiscono la traduzione numerica di questi fenomeni e permettono una quantificazione oggettiva del movimento oscillatorio.

Mentre la cinetica descrive "come appare" il comportamento posturale, la cinematica ne rappresenta la misura scalare e comparabile.

Questa relazione tra componente qualitativa e quantitativa è fondamentale. L'analisi grafica consente una lettura immediata della strategia oscillatoria, mentre i parametri numerici permettono il confronto con valori normativi e il monitoraggio nel tempo.

Numerosi studi sulla posturografia sottolineano che la combinazione di analisi grafica e parametri quantitativi rappresenta l'approccio più affidabile per la valutazione dell'equilibrio statico.[36]

5.2 INDICATORI PRINCIPALI E LORO INTERPRETAZIONE

Nella pratica clinica puoi ottenere un numero molto elevato di parametri stabilometrici, variabile in funzione del software e della piattaforma utilizzata. Tuttavia, un'eccessiva quantità di indicatori rischia di generare difficoltà interpretative e ridurre la comparabilità tra operatori. Per questo è utile focalizzarsi su un insieme selezionato di parametri supportati da evidenze scientifiche e correlabili con valori di normalità.

Tra gli indicatori cinetici maggiormente utilizzati rientrano:

- la strategia pressoria media, che fornisce una sintesi della distribuzione del carico plantare
- lo statokinesigramma, che rappresenta la traiettoria del centro di pressione nel piano di appoggio
- il rettangolo o area di contenimento del gomitolo, utile per descrivere l'estensione spaziale delle oscillazioni
- i diagrammi di velocità, che permettono di visualizzare l'andamento dinamico del movimento oscillatorio
-

Gli indicatori cinematici comprendono:

- l'ellisse di confidenza, che quantifica l'area delle oscillazioni
- la lunghezza del percorso del centro di pressione, indice dell'attività correttiva del sistema posturale
- l'indice LFS (Length-Surface ratio), che mette in relazione lunghezza e superficie dell'oscillazione
- l'analisi in frequenza (trasformata di Fourier), utile per individuare componenti ritmiche del controllo posturale
- l'indice di Romberg, che confronta la stabilità tra condizioni visive dif-

36 Duarte, Freitas, 2010

ferenti

- l'indice di interferenza cervicale, impiegato in protocolli specifici per la valutazione cervico-posturale

-

Questi parametri rappresentano un nucleo informativo sufficiente per descrivere la strategia antigravitaria del soggetto e permettono di integrare la lettura qualitativa con misure oggettive del controllo posturale. La letteratura evidenzia come variabili quali area, lunghezza e velocità del centro di pressione costituiscano indicatori robusti della stabilità posturale e della complessità del controllo neuromuscolare.[37]

5.3 IMPLICAZIONI CLINICHE DEGLI INDICATORI

L'integrazione tra indicatori cinetici e cinematici assume particolare rilevanza nell'interpretazione clinica della stabilometria. La valutazione grafica ti permette di riconoscere pattern oscillatori specifici, mentre i dati numerici permettono di quantificarli e confrontarli con valori di riferimento. Questa complementarità rende possibile individuare alterazioni del controllo posturale, monitorare l'efficacia degli interventi terapeutici e documentare in modo oggettivo le modificazioni del sistema tonico-posturale nel tempo.

Dal punto di vista operativo, la selezione mirata degli indicatori rappresenta una scelta metodologica importante. Concentrarsi su parametri validati e comparabili consente di ridurre la variabilità interpretativa e favorisce il dialogo interdisciplinare tra professionisti. Al contrario, l'utilizzo indiscriminato di numerosi indicatori privi di riferimenti normativi può generare interpretazioni poco affidabili e limitare la trasferibilità clinica dei risultati.

La stabilometria non deve essere considerata come una mera raccolta di dati, ma come un sistema di lettura funzionale del controllo posturale, in cui gli indicatori selezionati diventano strumenti interpretativi del comportamento oscillatorio. L'approccio integrato tra rappresentazione grafica e parametri quantitativi consente di trasformare la misura stabilometrica in un elemento di supporto al ragionamento

37 Prieto et al., 1996

clinico e alla ricerca scientifica.[38]

38 Ruhe et al., 2010

CAPITOLO 6
STRATEGIA PRESSORIA MEDIA

Mi è capitato più volte di vedere un appoggio che sembrava perfetto nella foto statica, ma che si scomponeva appena guardavo come si distribuiva la pressione nel tempo. È lì che ho capito il valore della strategia pressoria media: non ti dice com'è il piede in un istante, ti dice come sostiene il corpo mentre oscilla.

6.1 DEFINIZIONE E CALCOLO

La strategia pressoria media è il punto in cui la stabilometria incontra la baropodometria. La baropodometria ti dà una fotografia statica dell'appoggio, scattata in pochi secondi; la strategia pressoria media integra invece le variazioni di pressione lungo tutti i 30 o 51,2 secondi dell'oscillazione. Non ti mostra l'appoggio di un istante, ma come il piede sostiene il corpo nel tempo.

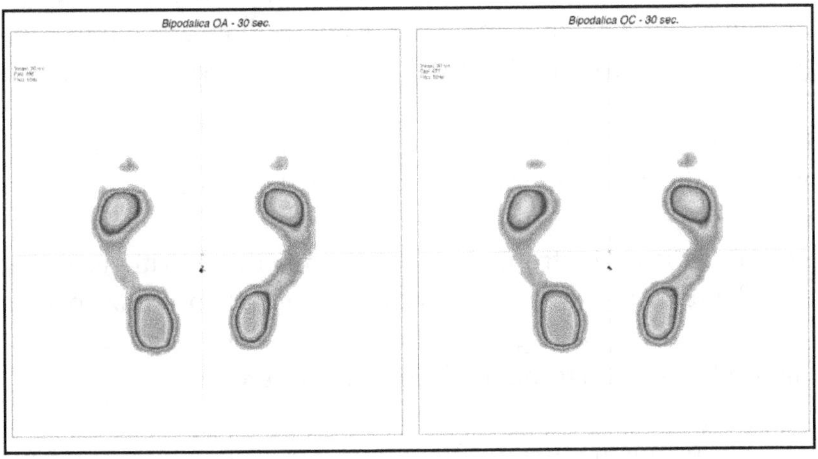

Figura 6.1 — Strategia pressoria media: confronto Occhi Aperti e Occhi Chiusi

Dal punto di vista metodologico, la strategia pressoria media deriva dall'elaborazione dei segnali provenienti dai sensori della pedana stabilometrica, che registrano la distribuzione delle forze di reazione al suolo. Il software integra tali informazioni generando una mappa pressoria media rappresentata secondo una scala cromatica graduata, solitamente articolata in più livelli di intensità. Questa rappresentazione grafica ti permette di visualizzare l'immagine complessiva delle oscillazioni pressorie sui due piedi, includendo il Centro di Pressione globale (CoP) e i centri pressori dei singoli piedi (Centre of Foot, CoF).

La possibilità di integrare nel tempo le variazioni pressorie conferisce alla strategia pressoria media un valore informativo superiore rispetto alla semplice immagine baropodometrica statica, poiché ti permette di interpretare l'appoggio plantare come risultato dinamico dell'interazione tra oscillazioni posturali e strategie antigravitarie.[39]

6.2 SIGNIFICATO DELLA STRATEGIA PRESSORIA MEDIA

L'analisi della strategia pressoria media ti permette di capire come il soggetto organizza la distribuzione del carico tra retropiede, mesopiede e avampiede durante il mantenimento della stazione eretta.

Attraverso la scala cromatica puoi identificare le aree di maggiore pressione, le zone di contatto ridotto e quelle di assenza di carico, delineando un quadro complessivo dell'appoggio funzionale del piede.

La strategia pressoria media non deve essere interpretata esclusivamente come un dato morfologico del piede, ma come l'espressione funzionale della strategia oscillatoria del sistema posturale. Una prevalenza di carico sul retropiede o sull'avampiede può riflettere specifiche modalità di controllo antigravitario, mentre la presenza o assenza dell'istmo laterale può suggerire caratteristiche dell'appoggio plantare compatibili con configurazioni funzionali differenti.

Un ulteriore elemento interpretativo è il posizionamento della mappa pressoria rispetto al centro geometrico della base d'appoggio e al CoP globale. Lo spostamento della strategia pressoria media su uno dei quadranti della base di supporto può indicare asimmetrie di carico o strategie compensatorie, contribuendo alla comprensione dell'organizzazione posturale del soggetto.[40]

39 Duarte, Freitas, 2010
40 Quijoux et al., 2021

6.3 ANALISI E APPLICAZIONI CLINICHE

Clinicamente, la strategia pressoria media è un indicatore utile per integrare la lettura stabilometrica con informazioni relative alla distribuzione del carico plantare. La sua interpretazione ti permette di evidenziare eventuali asimmetrie, pattern di sovraccarico o modalità di appoggio che possono essere correlate a condizioni funzionali, disfunzioni posturali o adattamenti biomeccanici.

In ambito riabilitativo e posturologico, la comparazione della strategia pressoria media tra diverse acquisizioni ti permette di monitorare nel tempo l'evoluzione del comportamento pressorio e valutare l'effetto di interventi terapeutici, ortesici o rieducativi.

Analogamente, l'analisi comparativa con e senza dispositivi plantari o in condizioni sensoriali differenti può fornirti indicazioni sull'influenza di tali variabili sul sistema tonico-posturale.

La letteratura sulla posturografia evidenzia come l'integrazione tra parametri del centro di pressione e distribuzione delle pressioni plantari contribuisca a una comprensione più completa del controllo posturale, permettendo di interpretare l'equilibrio non solo in termini di oscillazioni globali ma anche di strategie di interfaccia piede-suolo.[41]

La strategia pressoria media assume il ruolo di ponte concettuale tra stabilometria e analisi dell'appoggio plantare, arricchendo la valutazione clinica con informazioni funzionali sulla modalità di sostegno del corpo.

---

41 Prieto et al., 1996

CAPITOLO 7
STATOKINESIGRAMMA E STABILOGRAMMA

Per molto tempo ho guardato solo il gomitolo, perché è la cosa più bella sullo schermo, e ignoravo lo stabilogramma. Stavo buttando via metà dell'informazione: uno ti dà la forma nello spazio, l'altro come quella forma si costruisce nel tempo. Servono insieme, non uno al posto dell'altro.

7.1 STATOKINESIGRAMMA: CONCETTI CHIAVE E ANALISI

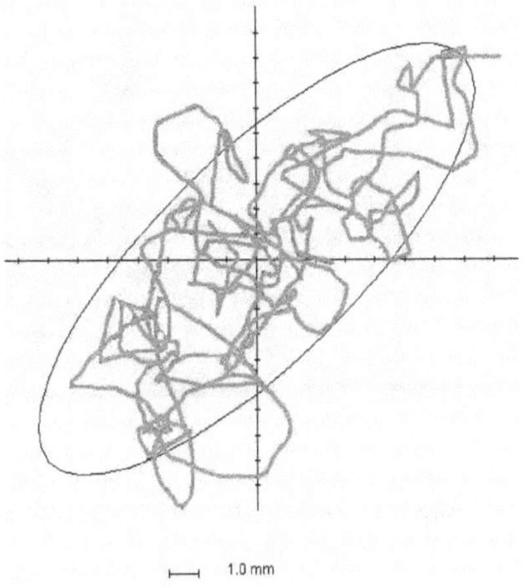

Figura 7.1 — Statokinesigramma: traiettoria bidimensionale del CoP con ellisse di confidenza

Il gomitolo è quasi sempre la prima cosa che guardi sullo schermo, ed è anche quella che si presta di più a essere sopravvalutata. Lo statokinesigramma — questo il nome tecnico — è la traiettoria bidimensionale del centro di pressione (CoP) sul piano d'appoggio durante l'acquisizione: un grafico spaziale che riassume l'organizzazione geometrica delle oscillazioni. Va letto, non ammirato.

Dal punto di vista didattico, può essere utile immaginare il CoP come un punto collegato al pavimento tramite un filo, alla cui estremità è fissato un pennarello che, nel corso dell'acquisizione, traccia una linea continua sul piano d'appoggio. Il risultato è una figura intrecciata che ricorda un gomitolo o, secondo la terminologia della scuola francese, uno *spaghetti plot*.

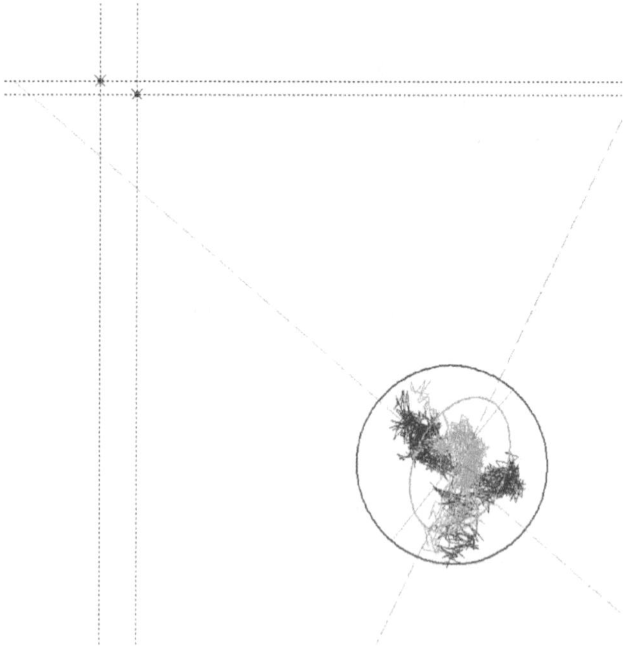

Figura 7.2 — Statokinesigramma: confronto tra occhi aperti e occhi chiusi

Questa rappresentazione non ha solo valore illustrativo, ma esprime la risultante spaziale delle strategie di controllo posturale adottate dal soggetto.

L'analisi dello statokinesigramma si fonda principalmente su parametri qualitativi quali forma, dimensione e organizzazione spaziale della traiettoria. Questi aspetti ti permettono di identificare pattern oscillatori, eventuali asimmetrie e modalità di esplorazione dello spazio di appoggio.

Inoltre, lo statokinesigramma rappresenta la base per successive analisi quantitative, come la lunghezza del percorso del CoP e l'area di oscillazione, che verranno approfondite nella valutazione cinematica.

La letteratura stabilometrica riconosce la traiettoria del CoP come uno dei principali indicatori del comportamento del sistema di controllo dell'equilibrio in condizioni statiche.[42]

7.2 STABILOGRAMMA: SPIEGAZIONE E INTERPRETAZIONE

Accanto alla rappresentazione spaziale fornita dallo statokinesigramma, la valutazione stabilometrica include lo stabilogramma, che rappresenta l'evoluzione temporale delle oscillazioni del CoP lungo i principali assi cartesiani.

Lo stabilogramma è il grafico delle coordinate del centro di pressione in funzione del tempo e ti permette di osservare come gli spostamenti si sviluppano durante il periodo di acquisizione. Generalmente analizzi due stabilogrammi: uno relativo all'asse antero-posteriore e uno relativo all'asse latero-laterale.

Nel grafico antero-posteriore, lo spostamento verso l'alto indica oscillazioni anteriori mentre quello verso il basso rappresenta oscillazioni posteriori; nel grafico latero-laterale, il centro rappresenta la posizione neutra, mentre le deviazioni positive e negative indicano rispettivamente gli spostamenti verso sinistra e verso destra.

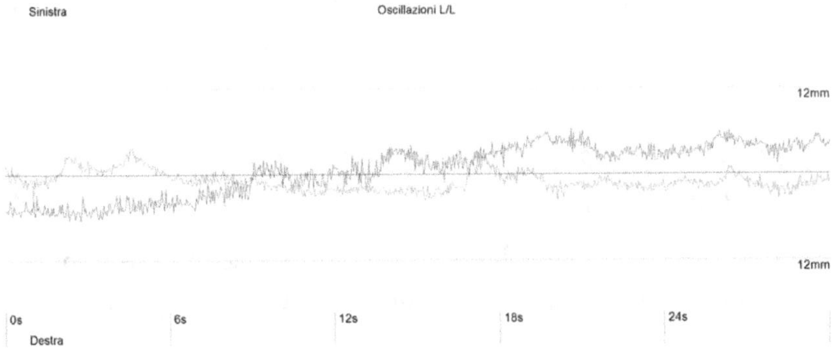

Figura 7.3 — Stabilogramma: confronto tra occhi aperti e occhi chiusi sul piano latero laterale

L'interpretazione dello stabilogramma ti permette di osservare ampiezza, variabilità e ritmo delle oscillazioni, fornendo indicazioni sulla

42 Ibid.

dinamica del controllo posturale. In condizioni fisiologiche, l'oscillazione antero-posteriore tende a essere più ampia rispetto a quella latero-laterale, coerentemente con il modello biomeccanico del corpo assimilabile a un pendolo inverso e con la maggiore efficienza energetica delle strategie sagittali rispetto a quelle frontali.

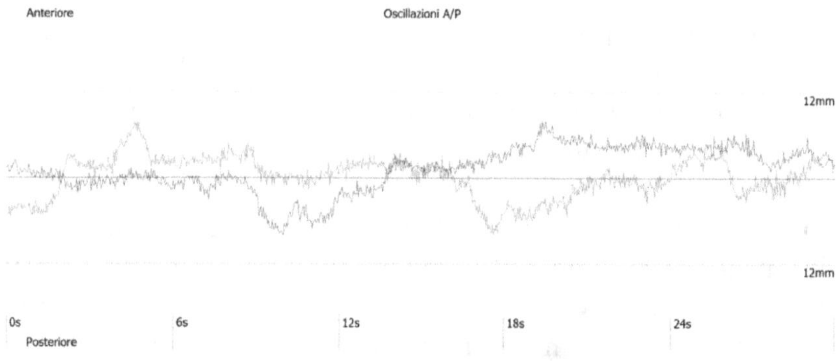

Figura 7.4 — Stabilogramma: confronto tra occhi aperti e occhi chiusi sul piano antero posteriore

Un incremento delle oscillazioni latero-laterali può indicare un maggiore impegno energetico del sistema di controllo posturale e suggerire la presenza di disfunzioni o adattamenti compensatori. Studi posturografici evidenziano che l'analisi temporale delle oscillazioni del CoP rappresenta un elemento chiave nella comprensione delle strategie di equilibrio statico.[43]

7.3 DIFFERENZE TRA STATOKINESIGRAMMA E STABILOGRAMMA

Statokinesigramma e stabilogramma costituiscono due rappresentazioni complementari del comportamento del CoP e, più in generale, del controllo posturale.

Il primo offre una visione spaziale integrata, sintetizzando in un'unica immagine la traiettoria del CoP sul piano di appoggio e permettendoti una valutazione qualitativa della strategia oscillatoria. Il secondo fornisce invece una visione temporale analitica, descrivendo l'evoluzione delle oscillazioni lungo ciascun asse nel corso dell'acquisizione.

43 Duarte, Freitas, 2010

In termini metodologici, lo statokinesigramma ti permette di capire la struttura geometrica dell'oscillazione, mentre lo stabilogramma consente di analizzarne la dinamica nel tempo e di derivare parametri quantitativi utili alla valutazione clinica.

L'integrazione di queste due prospettive rappresenta un elemento fondamentale della stabilometria, poiché consente di correlare la forma spaziale della traiettoria con la sua evoluzione temporale, offrendo una lettura più completa del comportamento posturale.[44]

44 Ruhe et al., 2010

CAPITOLO 8
RETTANGOLO DEI GOMITOLI

Quando ho poco tempo e voglio un'impressione immediata prima di entrare nei numeri, guardo il rettangolo dei gomitoli. Mi è successo di cogliere un'asimmetria in tre secondi, che poi i parametri hanno confermato. È grezzo, ma è un ottimo punto di partenza per decidere dove guardare.

8.1 DESCRIZIONE E UTILIZZO

Quando mi serve una lettura rapida, prima ancora dei numeri, il rettangolo dei gomitoli è l'indicatore che uso per farmi un'idea in pochi secondi. È un indicatore cinetico semplice che restituisce a colpo d'occhio l'ampiezza e la direzione delle oscillazioni posturali.

Dal punto di vista grafico, sintetizza le coordinate di massima escursione del Centro di Pressione globale (CoP) e dei centri di pressione dei singoli piedi (CoF), offrendo una rappresentazione spaziale delle oscillazioni massime registrate durante l'acquisizione stabilometrica.

Figura 8.1 — Rettangolo dei gomitoli: coordinate di massima escursione del CoP e dei CoF

Questo grafico può essere interpretato come l'inviluppo rettangolare dello statokinesigramma, ovvero la delimitazione delle coordinate estreme raggiunte dalla traiettoria del CoP e dei CoF lungo gli assi cartesiani. Il rettangolo dei gomitoli costituisce una sintesi geometrica dell'oscillazione complessiva e ti permette di visualizzare rapidamente l'ampiezza massima dell'esplorazione dello spazio di appoggio.

Dal punto di vista operativo, il rettangolo viene generalmente confrontato tra diverse condizioni di acquisizione, come occhi aperti e occhi chiusi, permettendoti di osservare eventuali variazioni nella distribuzione e nell'orientamento delle oscillazioni. Tale confronto facilita una lettura rapida della risposta del sistema posturale alle modificazioni sensoriali e rappresenta uno strumento di screening utile nella pratica clinica.

8.2 INTERPRETAZIONE DEI DATI

L'interpretazione del rettangolo dei gomitoli si basa principalmente sull'analisi di tre elementi: ampiezza, orientamento e simmetria.

L'ampiezza del rettangolo riflette l'escursione massima del CoP e dei CoF, fornendo indicazioni sull'entità delle oscillazioni posturali. Un rettangolo più esteso suggerisce una maggiore esplorazione dello spazio di appoggio, mentre dimensioni contenute indicano una strategia oscillatoria più stabile.

L'orientamento del rettangolo rappresenta un parametro particolarmente significativo. In condizioni fisiologiche, il rettangolo tende a presentarsi ortogonale agli assi cartesiani. Eventuali inclinazioni laterali possono suggerire una prevalenza direzionale delle oscillazioni o una distribuzione asimmetrica del controllo posturale. La valutazione comparativa tra condizioni visive differenti ti permette inoltre di osservare se tali caratteristiche siano modulate dall'integrazione sensoriale.

La presenza simultanea delle coordinate del CoP e dei CoF ti permette inoltre di analizzare la relazione tra oscillazione globale e contributo dei singoli piedi, offrendo una prospettiva integrata sulla strategia di controllo dell'equilibrio. In questo senso, il rettangolo dei gomitoli costituisce un indicatore sintetico ma informativo della dinamica oscillatoria. Studi sulla posturografia evidenziano che l'analisi delle escursioni massime del CoP rappresenta un parametro utile per descrivere la stabilità posturale e la capacità di controllo dell'equilibrio.[45]

8.3 IMPLICAZIONI POSTURALI E CLINICHE

Il rettangolo dei gomitoli ti permette di individuare rapidamente pattern di oscillazione che possono orientare il ragionamento valutativo. Un rettangolo ortogonale e simmetrico suggerisce una distribuzione equilibrata delle oscillazioni, mentre inclinazioni o asimmetrie possono indicare strategie compensatorie, disfunzioni recettoriali o adattamenti biomeccanici.

L'utilizzo di questo indicatore risulta particolarmente utile nel confronto tra diverse condizioni di acquisizione, come occhi aperti e occhi chiusi, o in presenza di varianti sperimentali (es. modifiche occlusali, plantari, posture del capo). In tali contesti, il rettangolo dei gomitoli consente una valutazione immediata delle modificazioni della strategia oscillatoria, fungendo da strumento di orientamento clinico preliminare.

Pur trattandosi di un indicatore sintetico, la sua integrazione con altri parametri stabilometrici (statokinesigramma, stabilogramma, indicatori cinematici) ti permette di arricchire l'interpretazione del comportamento posturale e di collocare le osservazioni all'interno di un quadro valutativo più completo.

Il rettangolo dei gomitoli si conferma quindi un utile strumento di lettura rapida della stabilità posturale e delle sue eventuali alterazioni.[46]

45 Prieto et al., 1996
46 Duarte, Freitas, 2010

CAPITOLO 9
DIAGRAMMI DELLE VELOCITÀ

Ricordo due pazienti con la stessa area dell'ellisse: sulla carta identici, ma uno oscillava lento e regolare, l'altro con continui scatti. Da lì ho smesso di guardare solo quanto oscilla il CoP e ho iniziato a guardare anche quanto in fretta. La velocità racconta lo sforzo che l'ampiezza, da sola, nasconde.

9.1 CALCOLO E RAPPRESENTAZIONE DELLE VELOCITÀ

Due tracciati possono avere la stessa forma e raccontare storie diverse: dipende da quanto velocemente il CoP le percorre. I diagrammi delle velocità servono a questo — analizzare la dinamica temporale delle oscillazioni, cioè la velocità con cui il punto risultante delle pressioni plantari si sposta durante l'acquisizione.

In termini metodologici, questi diagrammi derivano dal calcolo della variazione della posizione del CoP tra campioni temporali consecutivi, fornendo quindi una misura della velocità istantanea del movimento oscillatorio.

Generalmente puoi distinguere tre rappresentazioni principali:

- la velocità globale del CoP, espressa come velocità radiale rispetto alla posizione media
- la velocità lungo l'asse antero-posteriore (A-P), ottenuta dalla scomposizione del movimento sagittale
- la velocità lungo l'asse latero-laterale (L-L), che descrive la componente frontale del movimento

Questa scomposizione ti permette di osservare non solo l'intensità complessiva del movimento, ma anche la direzione prevalente delle variazioni di velocità.

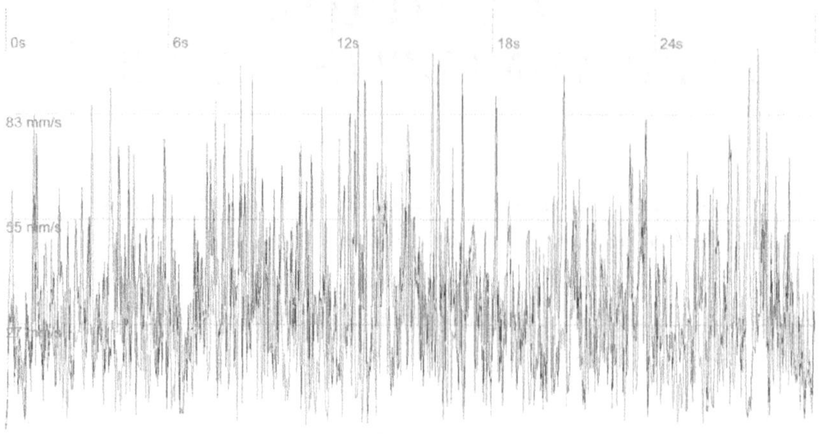

Figura 9.1 — Diagramma delle velocità istantanee del CoP a occhi aperti e a occhi chiusi

È importante sottolineare che la velocità delle oscillazioni non coincide necessariamente con la loro ampiezza: possono verificarsi spostamenti di piccola ampiezza ma elevata velocità, così come oscillazioni ampie ma lente.[47]

9.2 ANALISI DEL MOVIMENTO E DELLA STABILITÀ

Dal punto di vista interpretativo, i diagrammi delle velocità forniscono una lettura immediata del comportamento dinamico del sistema posturale. In condizioni fisiologiche, la velocità del CoP tende a presentare un andamento relativamente omogeneo nel tempo, riflettendo una strategia di controllo stabile e continua.

Tale continuità indica che i meccanismi di regolazione posturale operano in modo efficiente, con correzioni graduali e progressive delle oscillazioni.

L'osservazione dei diagrammi ti permette inoltre di identificare momenti di accelerazione o decelerazione del movimento oscillatorio. Queste variazioni rappresentano la manifestazione delle risposte correttive del sistema neuromuscolare e possono essere interpretate come indicatori della complessità del controllo posturale.

47 Ibid.

La letteratura evidenzia come la velocità media del CoP e la variabilità della velocità siano parametri sensibili nel descrivere la stabilità posturale e la richiesta di controllo neuromotorio durante la stazione eretta.[48]

I diagrammi delle velocità ti permettono di integrare l'analisi spaziale dello statokinesigramma e quella temporale dello stabilogramma, offrendo una visione dinamica dell'attività correttiva del sistema posturale.

9.3 INTERPRETAZIONE IN CONTESTI CLINICI

Sul piano clinico, l'interpretazione dei diagrammi delle velocità si concentra principalmente sull'analisi dell'omogeneità del segnale.

Un andamento regolare e privo di picchi marcati suggerisce una strategia oscillatoria stabile, mentre la presenza di picchi improvvisi di velocità può indicare momenti di perturbazione del controllo posturale.

Tali variazioni possono essere correlate a molteplici fattori, tra cui dolore, instabilità muscolo-scheletrica, interferenze sensoriali o condizioni neurologiche che determinano risposte correttive brusche.

L'analisi comparativa tra le componenti A-P e L-L ti permette inoltre di identificare eventuali direzionalità prevalenti nella dinamica oscillatoria. Un aumento selettivo della velocità latero-laterale può suggerire una difficoltà nel controllo frontale della stabilità, mentre variazioni globali della velocità possono riflettere un incremento generale del dispendio energetico per il mantenimento della postura.

In ambito riabilitativo e posturologico, i diagrammi delle velocità risultano particolarmente utili nel monitoraggio dell'evoluzione clinica, poiché ti permettono di osservare modificazioni nella dinamica delle oscillazioni in risposta a interventi terapeutici o a variazioni delle condizioni sensoriali.

L'integrazione di questo indicatore con gli altri parametri stabilo-

48 Prieto et al., 1996

metrici contribuisce a una lettura più completa del comportamento posturale e della sua modulazione nel tempo.[49]

49 Ruhe et al., 2010

CAPITOLO 10
ELLISSE DI CONFIDENZA

> *È il parametro su cui mi appoggio di più, ma è anche quello che ho visto interpretare peggio: un›ellisse più grande diventa automaticamente «patologia». Non è così. L›area misura quanto lavora il sistema, non è una diagnosi. Ho imparato a leggerla sempre insieme a direzione e forma, mai da sola.*

10.1 SIGNIFICATO E UTILIZZO DELL'ELLISSE DI CONFIDENZA

L'ellisse di confidenza rappresenta uno degli indicatori cinematici più rilevanti nell'analisi stabilometrica, e per una buona ragione: ti consente di descrivere in forma sintetica e quantitativa la dispersione spaziale delle oscillazioni del centro di pressione (CoP).

La definisci come l'ellisse che, con una determinata probabilità statistica (generalmente compresa tra il 90% e il 95%), racchiude la quasi totalità dei punti di oscillazione registrati durante l'acquisizione stabilometrica.

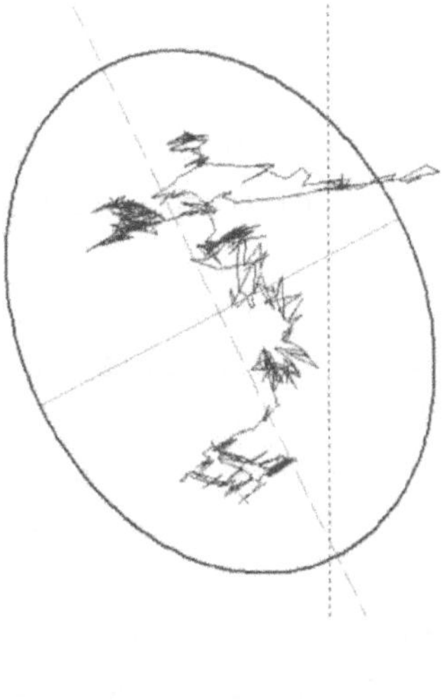

Figura 10.1 — Ellisse di confidenza con tracciato del gomitolo del CoP

Dal gomitolo di linee disegnate dal movimento del CoP nello statokinesigramma — quella figura bidimensionale complessa — si disegna attorno a esso un'ellisse che contiene la maggior parte delle oscillazioni che il paziente ha effettuato durante la prova. Le oscillazioni che rimangono fuori da questa ellisse sono quelle che si considerano outlier o rumore del segnale.

Questo approccio ti consente di ottenere una misura robusta e stabile dell'ampiezza oscillatoria, proprio perché riduci l'influenza di quegli eventi sporadici o perturbazioni momentanee che potrebbero alterare il quadro complessivo.

Di fatto, l'ellisse di confidenza è la traduzione quantitativa dello statokinesigramma: prende quella figura intricata e la riduce a una geometria parametrizzabile. Così passi da una lettura qualitativa della traiettoria a una misura oggettiva della strategia posturale.

La ricerca sulla posturografia ha dimostrato chiaramente che l'area dell'ellisse del CoP è uno dei parametri più utilizzati quando vuoi quantificare con oggettività sia la stabilità posturale sia il livello complessivo di controllo dell'equilibrio.[50]

10.2 PROCEDURA PER LA CREAZIONE E INTERPRETAZIONE DELL'ELLISSE

Quando si crea l'ellisse di confidenza, il software elabora le coordinate del CoP che ha registrato durante l'acquisizione per calcolare diversi parametri numerici che danno una descrizione completa di come si distribuisce l'oscillazione.

Il primo parametro che si ricava è l'area dell'ellisse, che si esprime in millimetri quadrati. Questa area rappresenta la superficie entro la quale si sviluppano le oscillazioni ed è un indicatore diretto dell'ampiezza della strategia posturale che il paziente sta utilizzando.

Secondo la scuola francese di stabilometria, un'area inferiore a circa 100 mm^2 a occhi aperti è generalmente compatibile con un equilibrio fisiologico, mentre valori superiori indicano un maggiore dispendio

50 Prieto et al., 1996

energetico per mantenere la stazione eretta. Attenzione però: questa soglia è orientativa, non un confine diagnostico. I valori di riferimento cambiano con il tempo di acquisizione (30 o 51,2 s), l'età, l'ampiezza della base d'appoggio e la pedana utilizzata. Prendila come ordine di grandezza, non come verdetto, e confrontala sempre con i valori normativi del tuo protocollo.

Dall'insieme all'area, si calcola il semiasse maggiore e il semiasse minore, che descrivono rispettivamente la direzione principale verso cui avvengono le dispersioni e come varia l'ampiezza quando guardi in una direzione perpendicolare. In condizioni fisiologiche, il semiasse maggiore tende a orientarsi lungo la direzione antero-posteriore, il che è coerente con quello che osservi: le oscillazioni sagittali dominano nella stazione eretta ordinaria.

Un ulteriore parametro che si ricava è l'eccentricità, che ci dice il rapporto tra i due assi e ci permette di valutare quanto la distribuzione sia uniforme oppure concentrata in una direzione preferenziale. Quando l'eccentricità è prossima all'unità, la dispersione è relativamente uniforme in tutte le direzioni. Invece, quando l'eccentricità è più elevata, significa che le oscillazioni prediligono una direzione particolare.

Infine, si misura l'inclinazione dell'asse maggiore, che si esprime in gradi rispetto al sistema cartesiano. Questo parametro ci permette di identificare esattamente quale sia l'orientamento principale della dispersione del CoP e di collocarla all'interno dei quadranti del piano di appoggio.

Tabella — Valori di normalizzazione stabilometrica (parte 1)

Tabella 4.2 **Pedana con AS (area sottesa) espressa in cm2, LT (lunghezza della traccia) espressa in mm con classificazione del grado di instabilità in stazione eretta statica a 30"**

Grado	*ASOA*	*LTOA*	*ASOC*	*LTOC*	*ASOACR*	*LTOACR*	*ASOCCR*	*LTOCCR*
Normale	**<5**	**<240**	**<12**	**<362**	**<4**	**<277**	**<17**	**<423**
Borderline	5-7,5	240-360	12-18	362-543	4-6	277-415,5	17-25,5	423-634,5
Lieve	7,6-12,5	360,1-600	18,1-30	543,1-1086	6,1-10	415,6-770,5	25,6-42,5	634,6-1057,5
Medio	12,6-17,5	600,1-840	30,1-54	1086,1-1810	10,1-14	770,6-1125,5	42,6-59,5	1057,6-1480,5
Elevato	17,6-20	840,1-960	54,1-60	1810,1-2172	14,1-16	1125,6-1303	59,6-68	1480,6-1692
Elevatissimo	20,1-oltre	960,1-oltre	60,1-oltre	2172,1-oltre	16,1-oltre	1303,1-oltre	68,1-oltre	1692,1-oltre

Frequenza di campionamento a 20 Hz.

Tabella 4.3 **Pedana con AS (area sottesa) espressa in cm^2, LT (lunghezza della traccia) espressa in mm con classificazione del grado di instabilità in stazione eretta statica a 51,2"**

Grado	*ASOA*	*LTOA*	*ASOC*	*LTOC*	*ASOACR*	*LTOACR*	*ASOCCR*	*LTOCCR*
Normale	**<8,5**	**<408**	**<20,4**	**<615,5**	**<46,8**	**<470,9**	**<28,9**	**<719,1**
Borderline	8,5-11,9	408-612	20,4-30,6	615,4-923,1	46,8-10,2	470,9-706,35	28,9-43,35	719,1-1078,65
Lieve	11,91-21,25	612,1-1020	30,7-51	923,2-1846,2	10,3-17	706,36-1309,85	43,36-72,25	1078,66-1797,24
Medio	21,26 -29,75	1020,1-1428	51,1-91,8	1846,3-3077	17,1-23,8	1309,86-1913,35	72,26-101,15	1797,25-2516,85
Elevato	29,76-34	1428,1-1632	91,9-102	3077,1-3692,4	23,9-27,2	1913,36-2215,1	101,16-115,6	2516,86-2876,4
Elevatissimo	34,1-oltre	1632,1-oltre	102,1-oltre	3692,5-oltre	27,3-oltre	2215,2-oltre	115,7-oltre	2876,5-oltre

Frequenza di campionamento a 20 Hz.

Tabella — Valori di normalizzazione stabilometrica (parte 2)

Tabella 4.4 Pedana con AS (area sottesa) espressa in mm², LT (lunghezza della traccia) espressa in mm con classificazione del grado di instabilità in stazione eretta statica a 30"

Grado	*ASOA*	*LTOA*	*ASOC*	*LTOC*	*ASOACR*	*LTOACR*	*ASOCCR*	*LTOCCR*
Normale	**<117**	**<306,72**	**<136,92**	**<342,5**	**<93,15**	**<349,65**	**<193,53**	**<894,51**
Borderline	117,01-175,59	306,73-460,17	136,93-206	342,6-513,82	93,16-140,44	349,66-524,52	193,54-291,80	894,52-1350,78
Lieve	175,6-288,90	460,18-763,11	206,1-338,97	513,83-1027,78	140,45-231,25	524,53-966,42	291,81-480,48	1350,79-2488,17
Medio	288,91-405,135	763,12-1066,77	338,98-594,19	1027,79-1707,36	231,26-321,16	966,43-1421,91	480,49-667,30	2488,18-3660,41
Elevato	405,136-463,05	1066,78-1219,23	594,2-679,14	1707,37-2081,55	321,17-367,06	1421,92-1649,70	667,31-762,67	3660,42-4296,59
Elevatissimo	463,06-oltre	1219,24-oltre	679,15-oltre	2081,56-oltre	367,07-oltre	1649,71-oltre	762,68-oltre	4296,6-oltre

Frequenza di campionamento a 20 Hz.

Tabella 4.5 Pedana con AS (area sottesa) espressa in mm², LT (lunghezza della traccia) espressa in mm con classificazione del grado di instabilità in stazione eretta statica a 51,2".

Grado	*ASOA*	*LTOA*	*ASOC*	*LTOC*	*ASOACR*	*LTOACR*	*ASOCCR*	*LTOCCR*
Normale	**<44,25**	**<57,93**	**<105,80**	**<86,90**	**<35,19**	**<66,04**	**<149,54**	**<227,30**
Borderline	44,26-66,33	57,93-86,92	105,80-159,18	86,90-130,37	35,19-53,05	66,04-99,07	149,54-225,48	227,30-342,73
Lieve	66,34-109,14	86,93-144,14	159,19-261,93	130,38-260,78	53,06-87,36	99,08-182,54	225,49-371,28	342,74-631,32
Medio	109,15-153,05	144,15-201,50	261,94-459,15	260,79-433,21	87,37-121,32	182,55-268,58	371,29-515,64	631,33-928,76
Elevato	153,06-174,93	201,51-230,29	459,16-524,79	433,22-528,15	121,33-138,66	268,59-311,61	515,65-589,33	928,77-1077,49
Elevatissimo	174,94-oltre	230,30-oltre	524,80-oltre	528,16-oltre	138,67-oltre	311,62-oltre	589,34-oltre	1077,50-oltre

Frequenza di campionamento a 20 Hz.

10.3 VALORE DIAGNOSTICO DELL'ELLISSE DI CONFIDENZA

L'ellisse di confidenza ha un valore clinico non indifferente perché integra insieme informazioni sull'ampiezza, sulla direzionalità e su come si organizzano nel complesso le oscillazioni posturali.

L'area ellittica è un buon indicatore del dispendio energetico del sistema posturale: valori aumentati indicano più attività correttiva e minore efficienza; valori molto ridotti, invece, possono segnalare rigidità o ipertono globale.

Leggendo insieme area, eccentricità e inclinazione si riconoscono pattern specifici. Un orientamento prevalente antero-posteriore è in genere fisiologico; dispersioni marcate in senso latero-laterale o inclinazioni atipiche possono indicare alterazioni dell'integrazione sensoriale o adattamenti biomeccanici.

Dal punto di vista metodologico, l'ellisse di confidenza è uno degli indicatori stabilometrici più robusti e riproducibili che utilizzi. Nella ricerca scientifica si utilizza frequentemente per confrontare condizioni sperimentali diverse, per comparare popolazioni cliniche differenti e per valutare come cambiano i risultati di interventi terapeutici.

La letteratura scientifica ci conferma che l'area ellittica e i parametri che ne derivano costituiscono misure sensibili del come varia il controllo posturale e della stabilità funzionale.[51]

L'ellisse di confidenza si configura pertanto come uno strumento quantitativo centrale nella stabilometria posturale. Trasforma la complessità del segnale oscillatorio in parametri che riesci a interpretare e a comparare, e contribuisce alla costruzione di un modello valutativo integrato del controllo dell'equilibrio.

---

51 Duarte, Freitas, 2010

CAPITOLO II
LUNGHEZZA DEL GOMITOLO

All'inizio leggevo un percorso lungo come "peggio" e uno corto come "meglio". Poi ho incontrato i pazienti rigidi, con un gomitolo cortissimo che di sano non aveva niente. La lunghezza ti dice quanto lavora il sistema per restare in piedi — ma un valore basso non è automaticamente un buon segno.

II.I CONCETTO DI LUNGHEZZA DEL GOMITOLO

Se "srotoli" il gomitolo e lo stendi in linea retta, ottieni la lunghezza del gomitolo (in inglese path length): uno dei parametri cinematici fondamentali. Corrisponde alla lunghezza totale della traiettoria che il centro di pressione (CoP) percorre in tutto il tempo di acquisizione — in pratica, quanta strada ha fatto il sistema per restare in piedi.

Se immagini lo statokinesigramma come un "gomitolo" di filo intrecciato, lo "srotoli" e misuri quanto è lungo quel filo se lo stendessimo in linea retta. Trasformi cioè una figura bidimensionale complessa in un valore numerico unico e sintetico.

Dal punto di vista di come si calcola, la lunghezza del gomitolo si ottiene sommando tutte le distanze tra i punti consecutivi che ha registrato della traiettoria del CoP mentre il campionamento avanzava nel tempo. Quello che si ottiene, generalmente espresso in millimetri, rappresenta la quantità complessiva di movimento oscillatorio che il sistema posturale ha effettuato durante la prova.

Questo parametro ci fornisce quindi una misura diretta dell'attività correttiva del sistema di controllo dell'equilibrio. Integra tutte quelle micro-oscillazioni che si susseguono durante l'acquisizione e ci dà un'idea di quanto "lavoro" il corpo stia facendo.

La ricerca stabilometrica ha riconosciuto che la lunghezza del percorso del CoP è una delle variabili più sensibili quando si descrive la stabilità posturale, proprio perché riflette la quantità di regolazioni neuromuscolari che servono per mantenere la stazione eretta.[52]

11.2 COME INTERPRETARE I VALORI DI LUNGHEZZA

Quando interpreti clinicamente la lunghezza del gomitolo, ragioni sulla relazione che c'è tra l'estensione della traiettoria e la strategia che il sistema di controllo sta utilizzando.

Quando trovi valori elevati, significa che c'è stata maggiore attività oscillatoria e questo suggerisce un incremento nel lavoro correttivo che il sistema neuromuscolare deve compiere. Invece, valori ridotti riflettono una escursione minore del CoP e indicano una strategia oscillatoria più contenuta.

In letteratura ci hanno proposto diverse scale di riferimento per normalizzare la lunghezza del gomitolo, e variano in funzione del tempo di acquisizione che usi (potrebbe essere 30 secondi oppure 51,2 secondi), dell'età della persona e dalle caratteristiche della popolazione che stai studiando.

In generale, si considerano compatibili con un equilibrio fisiologico i valori intermedi. Quando invece vedi deviazioni marcate, questo può indicare alterazioni nel controllo posturale.

La lunghezza del gomitolo non va mai letta da sola: acquista senso clinico solo insieme ad altri parametri, come l'area dell'ellisse o il rapporto lunghezza-superficie. Da sola, infatti, non distingue un'oscillazione ampia ma lenta da una rapida ma contenuta.

La ricerca sulla posturografia mostra chiaramente che la combinazione di parametri spaziali e temporali ci consente una valutazione molto più accurata della stabilità posturale.[53]

11.3 IMPLICAZIONI PER LA POSTURA E L'EQUILIBRIO

Dal punto di vista funzionale, puoi pensare alla lunghezza del gomitolo come a un indice di quanto "energia" il sistema posturale stia

52 Prieto et al., 1996

53 Duarte, Freitas, 2010

spendendo.

Quando trovi un percorso molto esteso, significa che il soggetto sta compiendo numerose correzioni per mantenere la stazione eretta. Questo indica una ridotta efficienza nel controllo dell'equilibrio. Al contrario, quando i valori sono estremamente bassi, questo può riflettere una ridotta variabilità motoria oppure strategie di rigidità posturale. Non è però detto che questi valori bassi corrispondano a una condizione ottimale di stabilità.

In clinica e in riabilitazione la lunghezza del gomitolo è utile soprattutto nel monitoraggio: le sue variazioni tra una valutazione e la successiva possono riflettere la risposta ai trattamenti, un adattamento funzionale o la progressione di una condizione patologica.

Inoltre, quando confronti quello che succede in diverse condizioni sensoriali oppure in diversi contesti sperimentali, puoi valutare quale sia l'influenza di specifiche variabili sul comportamento oscillatorio.

La lunghezza del gomitolo rimane, tutto sommato, un indicatore cinematico semplice ma molto informativo. Se lo integri correttamente con gli altri parametri stabilometrici, ti aiuta a comprendere l'efficienza del controllo posturale e come si organizza l'equilibrio statico.[54]

---

54 Ruhe et al., 2010

CAPITOLO 12
LFS — RAPPORTO LUNGHEZZA/ SUPERFICIE

L'LFS mi piaceva perché mi dava un numero solo, pulito. Poi ho capito che lo stesso valore poteva uscire da situazioni opposte: oscillazioni ampie e lente, oppure piccole e rapide. Da allora lo uso volentieri, ma mai da solo. È un indice di efficienza, non un verdetto.

12.1 CALCOLO E SIGNIFICATO DELL'INDICE LFS

Area e lunghezza, prese da sole, ti ingannano: un'oscillazione ampia e lenta e una piccola e frenetica possono sembrare simili.

L'indice LFS (Length/Surface Ratio) nasce per metterle in relazione — è il rapporto tra la lunghezza del gomitolo e la superficie dell'ellisse di confidenza — e sintetizza in un solo numero quanto movimento c'è stato rispetto allo spazio in cui si è distribuito.

Si calcola come rapporto tra la lunghezza totale della traiettoria del centro di pressione (CoP) e l'area che quell'ellisse occupa. In questo modo, si sintetizza in un unico valore la relazione tra quanto movimento c'è stato e lo spazio entro il quale quel movimento si è distribuito.

$$\frac{\text{Lunghezza del Gomitolo}}{\text{Superficie dell'Ellisse}}$$

Idealmente deve essere uguale a 1

Dal punto di vista concettuale, puoi interpretare l'indice LFS come una misura dell'efficienza del controllo posturale. Quando la lunghezza del percorso del CoP è proporzionata alla superficie entro cui le oscillazioni si distribuiscono, il sistema posturale dimostra una regolazione efficace delle correzioni antigravitarie.

In questo senso, un valore teoricamente prossimo all'unità è stato proposto da vari autori come indicativo di una condizione di equilibrio che è energeticamente efficiente: il soggetto sta utilizzando una quantità adeguata di attività correttiva per mantenere la stabilità senza sprechi.

L'idea di fondo che sostiene l'LFS è che la stabilità posturale non dipenda soltanto dall'ampiezza delle oscillazioni, e nemmeno solamente dalla loro frequenza, ma dalla relazione funzionale che esiste tra queste due dimensioni.

Quando integri lunghezza e superficie, riesci a superare la lettura isolata dei singoli parametri. Ottieni una visione più sintetica e complessiva del comportamento oscillatorio.

La ricerca sulla posturografia ha evidenziato chiaramente che indicatori compositi come questo, che si basano su parametri spaziali e temporali assieme, risultano particolarmente utili per descrivere l'efficienza del controllo dell'equilibrio.[55]

12.2 VALORE DIAGNOSTICO E LIMITI DELL'LFS

Dal punto di vista interpretativo, quando l'LFS assume valori superiori all'unità, significa che la lunghezza del percorso del CoP è risultata relativamente elevata rispetto alla superficie oscillatoria.

Puoi interpretare questa condizione come un incremento dell'attività correttiva. In altre parole, il soggetto sta spendendo più energia di quella che ti aspetteresti per mantenere la postura. Al contrario, quando trovi valori inferiori all'unità, la lunghezza è relativamente contenuta rispetto all'area oscillatoria, e questo suggerisce una minore richiesta di attività correttiva.

55 Duarte, Freitas, 2010

Il limite principale nasce dalla sua natura di rapporto: valori simili possono derivare da oscillazioni del tutto diverse — ampie e lente oppure ridotte e rapide — con significato clinico opposto. A questo si aggiungono la variabilità tra individui, le differenze di protocollo e le caratteristiche della popolazione, che spostano i valori di riferimento.

Per questo motivo, l'LFS non deve essere utilizzato come parametro isolato. È fondamentale integrarlo con altri indicatori stabilometrici, quali lunghezza del gomitolo, area ellittica e velocità del CoP.

La letteratura mostra che l'interpretazione combinata di più parametri consente una descrizione molto più accurata e affidabile del controllo posturale rispetto all'uso di un singolo indice.[56]

12.3 UTILIZZO CLINICO E INTERPRETAZIONE

In ambito clinico e sportivo, si utilizza l'LFS come indicatore sintetico dell'efficienza posturale e della spesa energetica che accompagna il mantenimento della stazione eretta.

Questa applicazione risulta particolarmente interessante nei contesti dove è rilevante valutare quanta energia residua ha il soggetto disponibile per altre attività motorie. Si pensi alla performance sportiva oppure ai programmi riabilitativi dove bisogna capire se il paziente può permettersi di spendere energia in compiti aggiuntivi.

L'analisi dell'LFS ti permette di osservare come il sistema posturale organizza le proprie correzioni all'interno dello spazio oscillatorio che ha a disposizione. Valori aumentati possono orientarti verso condizioni dove il controllo posturale è più impegnativo o meno efficiente. Valori ridotti invece suggeriscono strategie oscillatorie contenute oppure rigidità posturali.

Nel monitoraggio nel corso del tempo, la variazione dell'LFS che osservi da una valutazione alla successiva può fornirti indicazioni su come sta evolvendo la strategia posturale in risposta agli interventi terapeutici che il paziente sta ricevendo, oppure in risposta agli adattamenti funzionali che stanno avvenendo.

---

56 Ruhe et al., 2010

In questo senso, l'indice rappresenta uno strumento utile per integrare l'analisi quantitativa del comportamento oscillatorio con il tuo ragionamento clinico. Contribuisce alla costruzione di un quadro interpretativo globale della stabilità posturale.[57]

57 Prieto et al., 1996

CAPITOLO 13
TRASFORMATA DI FOURIER NELLA STABILOMETRIA

Lo ammetto: per anni ho saltato l'analisi in frequenza. Mi sembrava roba da ingegneri e non sapevo cosa farmene in clinica. Poi ho capito che non serve padroneggiarne la matematica, ma sapere cosa cerca: con quali ritmi oscilla il sistema. Anche solo questo cambia il modo in cui leggi lo spettro.

13.1 INTRODUZIONE ALLA TRASFORMATA DI FOURIER

Fino a qui hai guardato dove e quanto oscilla il CoP. La trasformata di Fourier cambia domanda: con quali ritmi oscilla.

È lo strumento matematico che scompone le oscillazioni del CoP nelle frequenze che le compongono, e ti fa vedere quali "velocità di oscillazione" pesano di più sul comportamento posturale.

L'idea di fondo è il teorema di Fourier: qualunque segnale, per quanto intricato, può essere scomposto nella somma di tante oscillazioni semplici (sinusoidi), ciascuna con la sua frequenza e la sua ampiezza. Applicarla alla stabilometria significa prendere il segnale del CoP nel tempo — quella serie di punti che vedi sullo schermo — e trasformarlo in uno spettro di frequenza: un grafico che, invece del tempo, ha in ascissa la frequenza (quante oscillazioni al secondo, in Hz) e in ordinata quanta "energia" c'è a ciascuna frequenza.

Puoi farlo sul segnale globale del CoP o, meglio, separando la componente antero-posteriore da quella latero-laterale: le due raccontano cose diverse.

La trasformata di Fourier è diffusissima nella ricerca, ma in clinica è ancora discussa. Il motivo è che interpretarla non è banale e i risultati in letteratura variano molto a seconda dei protocolli.[58]

Resta però uno strumento prezioso per capire come è fatta l'oscillazione e per ragionare sui meccanismi che controllano l'equilibrio.

58 Duarte & Freitas, 2010

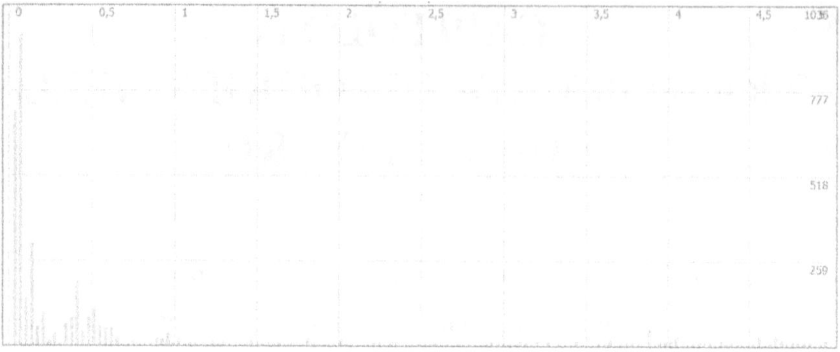

Figura 13.1 — Analisi spettrale in frequenza: distribuzione delle componenti oscillatorie a occhi aperti

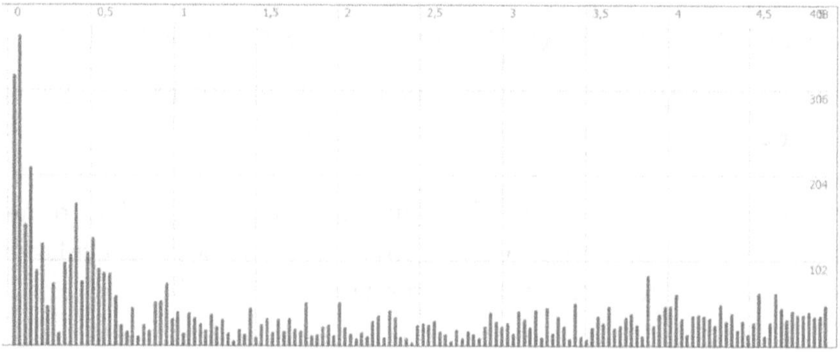

Figura 13.2 — Analisi spettrale in frequenza: componente antero-posteriore a occhi chiusi

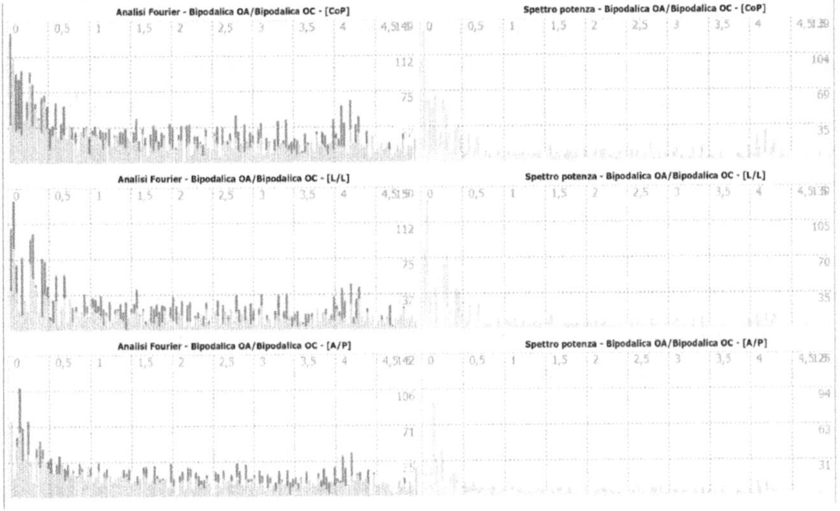

Figura 13.3 — Confronto tra Analisi spettrale in frequenza

13.2 A COSA CORRISPONDONO LE FREQUENZE

Le diverse frequenze dello spettro non sono tutte uguali: corrispondono, a grandi linee, a sistemi di controllo diversi. Puoi immaginare lo spettro come una scala che va dalle funzioni più lente e "di fondo" a quelle più rapide e attive.

Le basse frequenze (sotto ~0,5 Hz) sono il territorio della regolazione lenta. Qui lavorano soprattutto visione e sistema vestibolare, cioè i circuiti "a lungo raggio" che integrano l'informazione a livello centrale e correggono la postura con calma.[59] In questa stessa fascia lasciano la loro impronta anche i ritmi biologici lenti: il respiro, per esempio, produce un'oscillazione ben visibile intorno a 0,2–0,3 Hz, soprattutto sul piano antero-posteriore[60], e più in basso ancora si collocano le lente oscillazioni neurovegetative. È normale che la maggior parte dell'energia del segnale stia qui: la postura, in fondo, è un fenomeno lento.

Le frequenze intermedie (~0,5–1 Hz) sono la zona di confine, tradizionalmente associata al cervelletto e alla frequenza propria del corpo che oscilla

59 Baratto et al., 2002
60 Bernardi et al., 2001

come un pendolo inverso. È una banda senza confini netti, ma è quella che si altera tipicamente nelle disfunzioni cerebellari[61]. Intorno a 1 Hz, inoltre, compare la piccola traccia meccanica del battito cardiaco: non è controllo posturale, è "rumore" fisiologico da riconoscere per non scambiarlo per un segno clinico.

Le alte frequenze (oltre ~1–2 Hz) sono il territorio delle correzioni rapide: propriocezione, riflessi spinali, attività muscolare. Sono i circuiti "a corto raggio", quelli che intervengono in fretta quando c'è da aggiustare al volo.[62] Non è il movimento volontario — che è lento e sta in basso — ma il lavoro reattivo e muscolare del tenersi in piedi.

In sintesi: più scendi in frequenza, più sei nella regolazione lenta e centrale; più sali, più sei nelle correzioni rapide, riflesse e muscolari. I confini esatti tra le bande cambiano da autore ad autore, quindi prendili come orientamento, non come una griglia rigida.

13.3 COSA SIGNIFICA IN CLINICA

E' importante capire dove si concentra l'energia del segnale, e cosa vuol dire.

In condizioni fisiologiche l'energia è concentrata nelle basse frequenze, perché le oscillazioni posturali sono per natura lente. Questo è il quadro normale, e non deve allarmarti.

Molta energia spostata verso le basse frequenze (oltre il fisiologico) indica un sistema che si affida in modo prevalente alla regolazione lenta, centrale, visuo-vestibolare. In pratica il controllo "lavora piano ma tanto". Lo trovi tipicamente quando l'integrazione centrale è meno efficiente — nell'anziano, o in presenza di un coinvolgimento vestibolare, visivo o cerebellare.[63] Dal punto di vista clinico è un segnale che ti orienta verso i sistemi lenti dell'equilibrio (vista, vestibolo, integrazione centrale), soprattutto se il quadro peggiora a occhi chiusi.

Molta energia spostata verso le alte frequenze indica invece che il sistema

---

61 Baratto et al., 2002

62 Duarte & Freitas, 2010

63 Prieto et al., 1996

sta correggendo continuamente e in fretta, con un'intensa attività riflessa e muscolare. Spesso è il significato di una strategia di irrigidimento (co-contrazione): il corpo "si blocca" e paga in dispendio energetico. La riscontriamo negli stati di tensione e ansia, in alcune condizioni neuromuscolari, oppure come compenso quando la regolazione lenta non basta più.

Attenzione al rovescio della medaglia: nell'anziano fragile può accadere il contrario, cioè una perdita di energia alle alte frequenze, che segnala riflessi rapidi diventati inefficienti.[64] In entrambi i casi il messaggio è lo stesso: l'equilibrio non si sta più reggendo in modo economico.

Un picco marcato e isolato in una banda specifica va sempre guardato con sospetto: può indicare la predominanza di un meccanismo (per esempio una componente ritmica di tipo tremore), ma può anche essere un artefatto — un movimento, una deglutizione, il respiro trattenuto. Prima di dargli un significato clinico, verifica la qualità dell'acquisizione.

Per onestà metodologica, la variabilità tra strumenti e protocolli è alta e non esistono soglie diagnostiche univoche.[65] L'analisi in frequenza va usata come strumento complementare — per approfondire, non per diagnosticare — e sempre dentro il quadro stabilometrico complessivo e la clinica del paziente. Il suo valore ci dice con quali ritmi il sistema sta lavorando per restare in piedi.

13.4 I DESCRITTORI DI FREQUENZA DEL REFERTO

Fin qui abbiamo ragionato sullo spettro come immagine. Ma il software non ti lascia solo con un grafico: accanto ti mette quattro numeri che riassumono, in modo compatto, dove si trova l'energia e quanto è distribuita. Sono i descrittori di frequenza classici della posturografia[66], e vale la pena saperli leggere, perché sono il ponte tra lo spettro e la pratica.

Frequenza di massimo (o di picco): è la frequenza dell'oscillazione più potente, il picco più alto dello spettro. Quasi sempre è molto bassa, perché la componente dominante della postura è lenta. Proprio per questo, da sola, dice poco: conferma solo che il "motore" principale è a bassa frequenza.

---

64 Prieto et al., 1996
65 Baratto et al., 2002
66 Prieto et al., 1996

Frequenza al 50% (mediana): è la frequenza che divide a metà l'energia dello spettro — metà sotto, metà sopra. È il modo più stabile per dire dove sta il centro della distribuzione. Bassa significa energia concentrata nelle oscillazioni lente; se sale, l'energia si sposta verso i ritmi rapidi.

Frequenza centroidale: è il baricentro dello spettro, la frequenza media pesata per l'energia. Racconta anch'essa dove sta il centro, ma calcolata come media. Il confronto con la mediana è utile: se la centroidale è più alta della mediana, vuol dire che c›è una coda di energia verso le alte frequenze che tira su la media — cioè una quota di correzioni rapide che si somma al grosso lento.

Frequenza al 95%: è la frequenza sotto la quale si trova il 95% dell'energia, cioè il bordo superiore dello spettro utile. Ti dice fino a dove arriva l'oscillazione. Nella postura fisiologica resta bassa — l'energia sta quasi tutta sotto i 2 Hz; se si alza, c'è più contenuto ad alta frequenza, quindi più attività riflessa e muscolare, oppure più rumore.

Nel loro insieme, questi quattro numeri traducono in cifre la stessa storia del paragrafo precedente. Quando mediana, centroidale e 95% sono basse, l'energia è concentrata sulle componenti lente e prevale la regolazione centrale e lenta: è il quadro di base. Quando invece si alzano, l'energia scivola verso i ritmi veloci — segno di un controllo che corregge di continuo e in fretta, spesso una strategia di irrigidimento, tipica della tensione, dell'ansia o del compenso quando la regolazione lenta non basta.

Il modo più concreto di usarli è confrontarli tra occhi aperti e occhi chiusi, e seguirli nel tempo nello stesso paziente. Se, togliendo la vista, la centroidale e la 95% salgono, il sistema sta compensando l'assenza del riferimento visivo con più lavoro rapido. È un dato che, letto accanto all'area e alla lunghezza, ti aiuta a capire non solo *quanto* oscilla il paziente, ma *con quale strategia*.

Come per il resto dell'analisi in frequenza, vale l'avvertenza di fondo: non esistono soglie universali e i valori dipendono dal software e dal protocollo. Guarda il confronto e la tendenza, non il numero isolato.

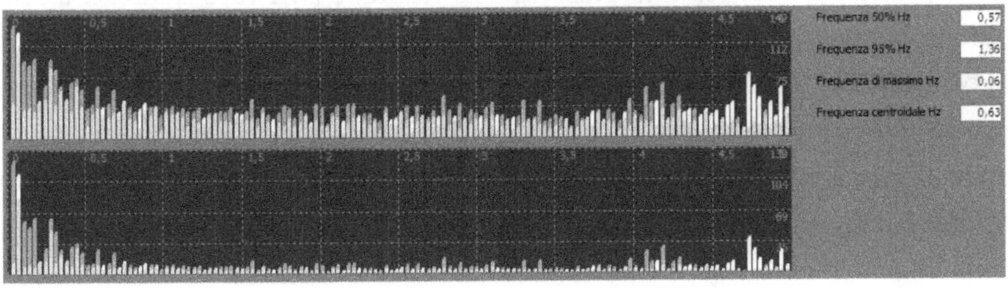

Figura 13.4 — Pannello di analisi di Fourier: spettro del CoP a occhi aperti e chiusi con i descrittori di frequenza (di massimo, 50%, centroidale, 95%)

13.5 ANALISI NON LINEARE DEL COP

L'analisi spettrale in frequenza, che si basa sulla trasformata di Fourier, descrive il segnale del CoP usando componenti periodiche. È un approccio lineare, che presuppone la stazionarietà del segnale. Ma la letteratura degli ultimi vent'anni ha mostrato qualcosa di importante: il controllo posturale è un sistema non lineare e non stazionario, e la complessità che osservi non è catturata dai parametri classici.[67]

L'analisi non lineare parte da un'idea diversa. Un sistema posturale sano non è semplicemente stabile: è adattabile. La complessità del segnale — la sua imprevedibilità strutturata — riflette la capacità del sistema di rispondere alle perturbazioni e di variare le strategie. Qui c'è un paradosso importante: la perdita di variabilità, il fatto che il segnale diventi troppo regolare, è spesso un indicatore di compromissione funzionale, non di salute.

Gli indicatori non lineari più usati sono quattro, e conviene ricordare cosa ti dice ciascuno in pratica. La Sample Entropy (SampEn) e l'Approximate Entropy (ApEn) misurano quanto il segnale è imprevedibile, cioè quanta libertà ha il sistema di variare le proprie correzioni. La Detrended Fluctuation Analysis (DFA) guarda se le oscillazioni di adesso sono legate a quelle di prima, cioè quanto il controllo ha "memoria lunga". La Recurrence Quantification Analysis (RQA) misura quanto spesso il sistema ripassa per gli stessi stati, cioè quanto è ripetitivo. Tutti e quattro si sono dimostrati più sensibili dei parametri classici nel cogliere il decadimento funzionale precoce, l'invecchiamento posturale e le patologie neurodegenerative come il Parkinson.

67 Duarte & Freitas, 2010

Sul piano pratico, l'analisi non lineare richiede software dedicati e un segnale abbastanza lungo (di norma almeno 60 secondi), e non tutte le pedane in commercio la includono. Conoscerla resta però importante: ti permette di leggere criticamente la letteratura aggiornata e di capire perché un tracciato con area e lunghezza normali possa comunque nascondere una ridotta complessità funzionale.

Sul piano clinico, la riduzione di complessità del CoP — un segnale più regolare e meno adattabile — è documentata nell'anziano, nel Parkinson, nell'instabilità cronica di caviglia e nell'overtraining. Una SampEn bassa indica un sistema rigido; una SampEn elevata può invece riflettere perdita di controllo e oscillazioni caotiche. Come sempre, l'interpretazione va contestualizzata.

CAPITOLO 14
INDICE DI ROMBERG

È il test più antico che conosco, e resta quello a cui torno più spesso per una domanda semplice: quanto questo paziente si appoggia alla vista? Chiudere gli occhi e guardare come cambia l’oscillazione mi ha risolto più dubbi di tanti parametri sofisticati. A volte la risposta più utile è anche la più basilare.

14.1 DESCRIZIONE E SIGNIFICATO DELL’INDICE DI ROMBERG

Fai chiudere gli occhi al paziente e guarda cosa cambia: è il test clinico più antico della posturologia. L’indice di Romberg stabilometrico ne è la versione strumentale — un parametro cinematico che quantifica quanto il sistema visivo pesi sul controllo posturale.

Nasce dal confronto diretto tra le oscillazioni che registri quando il paziente sta con gli occhi aperti rispetto a quando sta con gli occhi chiusi. Ti permette di valutare come la rimozione dell’informazione

$$\frac{\text{Superficie di Confidenza OC}}{\text{Superficie di Confidenza OA}}$$

visiva modifichi la strategia antigravitaria del soggetto.

Dal punto di vista fisiologico, il mantenimento della stazione eretta è il risultato dell’integrazione multisensoriale tra informazioni visive, somatosensoriali e vestibolari che continuamente si intrecciano.

In questo contesto, l’indice di Romberg è uno strumento sintetico che ti permette di analizzare quale sia il peso relativo della componente visiva nel tuo sistema tonico-posturale.

In condizioni di equilibrio funzionale, ci si aspetta che il soggetto sia in grado di mantenere una stabilità comparabile sia quando ha gli input visivi disponibili sia quando li perde, tutto grazie al contributo compensatorio degli altri sistemi sensoriali.

L'indice di Romberg stabilometrico è essenzialmente la traduzione quantitativa del classico test clinico di Romberg. Si adatta alla posturografia strumentale per ottenere una misura oggettiva delle variazioni oscillatorie che avvengono quando si toglie la visione.

La ricerca sulla posturografia mostra che analizzare il rapporto tra condizioni visive differenti è un metodo efficace per investigare come l'integrazione sensoriale funzioni nel controllo dell'equilibrio.[68]

4.2 MODALITÀ DI CALCOLO E INTERPRETAZIONE

L'indice di Romberg si calcola come rapporto tra la superficie dell'ellisse di confidenza registrata a occhi chiusi e quella registrata a occhi aperti (in alcuni software moltiplicato per 100, per non lavorare con i decimali). È quindi un rapporto tra le due condizioni: ci dice quanto l'ampiezza oscillatoria a occhi chiusi vale rispetto a occhi aperti.

Un valore prossimo a 1 (o 100) significa che la chiusura degli occhi non modifica in modo rilevante la stabilità posturale, e suggerisce un buon equilibrio tra i sistemi sensoriali.

Normalmente, chiudendo gli occhi si oscilla di più che a occhi aperti. Quando invece le oscillazioni restano simili nelle due condizioni, significa che le informazioni propriocettive e vestibolari — quelle su cui il sistema si appoggia quando togli la vista — sono sufficienti a mantenere un'oscillazione antigravitaria adeguata senza ulteriore dispendio di energia. Orientativamente, e a seconda del protocollo, valori tra 1 e 1,8 (100–180) sono considerati fisiologici.

Un valore nettamente inferiore a 1 (o 100) significa che a occhi aperti si oscilla di più che a occhi chiusi. In apparenza il paziente sembra "più stabile" senza vista, ma di solito non è un buon segno: a occhi aperti sta spendendo più energia per restare in piedi. In questo caso il riferimento visivo, invece di

68 Collins, De Luca, 1993

stabilizzare, sta perturbando — una forma di dipendenza visiva disadattiva, in cui il sistema si appoggia a un input visivo inaffidabile. Vale la pena indagare la funzione visiva e oculomotoria (convergenza, binocularità, controllo oculomotore) per capire se l'informazione visiva sia adeguata o in disfunzione.

Al contrario, valori elevati, sopra 1,8, riflettono un aumento della dispersione del CoP a occhi chiusi: le informazioni non visive non bastano a mantenere l'equilibrio. In letteratura questi incrementi sono correlati a deficit somatosensoriali o vestibolari e a una ridotta capacità di compensare quando una fonte sensoriale viene meno.

In assenza di patologie vestibolari o atassie diagnosticate, un'instabilità marcata a occhi chiusi ti orienta a indagare se le afferenze propriocettive di origine stomatognatica e/o muscolo-scheletrica siano adeguate, o se sia presente una disfunzione somatica.

I valori di riferimento variano con il protocollo di acquisizione, la popolazione e i parametri scelti: l'interpretazione va sempre contestualizzata.[69]

14.3 APPLICAZIONI CLINICHE DELL'INDICE DI ROMBERG

Dal punto di vista clinico, l'indice di Romberg stabilometrico rappresenta uno strumento utile per orientare il ragionamento diagnostico nelle disfunzioni posturali e nei disturbi dell'equilibrio.

Quando si osserva un incremento marcato dell'indice, questo suggerisce una forte dipendenza dalla visione e può orientarti verso possibili alterazioni dei sistemi vestibolare o somatosensoriale. Invece, valori ridotti possono indicare interferenze visive oppure strategie di controllo posturale caratterizzate da rigidità eccessiva.

In ambito posturologico, si utilizza questo indice per indagare quale sia il ruolo dei recettori sensoriali nel sistema tonico-posturale e per valutare l'effetto di interventi terapeutici che puntano a modulare l'integrazione sensoriale.

Inoltre, quando si confrontano i valori nel corso del tempo nello

69 Duarte, Freitas, 2010

stesso paziente, si riesce a monitorare l'evoluzione della strategia posturale nel tempo e la risposta del soggetto a programmi riabilitativi.

L'integrazione dell'indice di Romberg con altri indicatori stabilometrici — quali area ellittica, lunghezza del gomitolo e parametri dinamici del CoP — ti permette di ottenere una valutazione molto più completa del controllo dell'equilibrio e di capire quale sia il contributo dei diversi sistemi sensoriali. In questo senso, l'indice rappresenta un parametro sintetico ma altamente informativo per la comprensione di come la modulazione sensoriale della postura avviene.[70]

70 Ruhe et al., 2010

CAPITOLO 15
INDICE DI INTERFERENZA CERVICALE

Ho iniziato a usare la prova cervicale dopo aver visto troppi pazienti post-colpo di frusta che lamentavano instabilità, ma che sulla pedana, in condizioni standard, sembravano normali. Bastava far retroflettere il capo perché il quadro cambiasse. Da allora, quando il collo ha una storia clinica, non mi fermo alla prova base.

15.1 DEFINIZIONE E IMPORTANZA DELL'INDICE DI INTERFERENZA CERVICALE

Il collo è denso di recettori propriocettivi e dialoga direttamente con vestibolo e visione: per questo una sua disfunzione si ripercuote sull'equilibrio. L'indice di interferenza cervicale (ICC) prova a quantificarlo — quanto la regione cervicale influenzi il controllo posturale e l'organizzazione delle oscillazioni del centro di pressione (CoP).

Nasce dal presupposto neurofisiologico che il rachide cervicale svolga un ruolo determinante nell'integrazione sensoriale e nel controllo dell'equilibrio. Questo ruolo è dovuto all'elevata densità di recettori propriocettivi che si trovano in questa regione e alle connessioni con i sistemi vestibolare e visivo.

Dal punto di vista funzionale, quando si modifica la posizione del capo, in particolare quando lo si porta in retroflessione, si altera l'input propriocettivo cervicale. Queste alterazioni possono determinare variazioni nella strategia antigravitaria.

L'indice di interferenza cervicale nasce come strumento quantitativo per valutare se queste modificazioni nella posizione del capo si traducano in cambiamenti significativi nelle oscillazioni posturali.

In questa prospettiva, l'ICC è l'equivalente stabilometrico di prove cliniche funzionali che si utilizzano per indagare quale sia il contributo cervicale al controllo dell'equilibrio.

La ricerca sulla posturografia mostra chiaramente che l'informazione propriocettiva cervicale contribuisce in modo rilevante alla percezione della posizione del capo e alla regolazione posturale complessiva.[71]

15.2 COME VIENE CALCOLATO E UTILIZZATO IN CLINICA

L'indice di interferenza cervicale si calcola come rapporto percentuale tra la lunghezza del gomitolo registrata durante una prova con il capo in retroflessione e la lunghezza del gomitolo registrata nella prova standard (in alcuni software moltiplicato per 100). È quindi un rapporto tra le due condizioni: ti dice quanto l'attività oscillatoria cambia quando modifichi la posizione del capo.

Dal punto di vista operativo la prova è semplice: prima si esegue un'acquisizione stabilometrica standard, poi una seconda acquisizione in cui il soggetto mantiene il capo in retroflessione controllata. Il confronto tra le due condizioni ci permette di vedere se la modifica della posizione cervicale aumenti o riduca la lunghezza del percorso del CoP.

In clinica usi l'ICC come indicatore complementare nella valutazione dei disturbi cervicali, in particolare nelle condizioni post-traumatiche come il colpo di frusta, dove le alterazioni propriocettive possono influenzare in modo significativo il controllo posturale. L'analisi comparativa delle oscillazioni ti consente di affiancare all'esame clinico un dato oggettivo sulla risposta posturale alla perturbazione cervicale.

15.3 VALORE DIAGNOSTICO E LIMITI

Interpreti l'indice di interferenza cervicale confrontandolo con il valore di riferimento 1 (o 100). Il punto da tenere presente è che l'interferenza cervicale si manifesta come uno scostamento marcato da questo valore in entrambe le direzioni: è la direzione dello scostamento a dirti il tipo di risposta, non se l'interferenza ci sia o no.

Un valore prossimo a 1 (o 100) significa che la retroflessione del capo non modifica in modo rilevante l'oscillazione: il contributo cervicale non sta in-

71 Treleaven, 2008

terferendo.

Un valore nettamente superiore a 1 (o 100) indica che, con il capo retroflesso, la lunghezza del percorso aumenta: la perturbazione cervicale destabilizza il sistema. È il segno più tipico di coinvolgimento propriocettivo cervicale, e lo osservi soprattutto nel colpo di frusta e nelle cervicalgie con componente propriocettiva (per esempio: 400 mm nella prova standard e 520 mm con il capo retroflesso danno un ICC di 130).

Un valore nettamente inferiore a 1 (o 100) è il caso meno intuitivo, perché la lunghezza si riduce invece di aumentare (per esempio: 400 mm standard e 300 mm in retroflessione danno 75). Non è però un segno di maggiore stabilità: di solito riflette una strategia di irrigidimento, una co-contrazione con cui il sistema "blocca" le oscillazioni davanti a un input cervicale alterato. È comunque una reattività cervicale anomala, espressa come rigidità anziché come instabilità.

Dal punto di vista diagnostico, l'ICC è utile per orientare il ragionamento clinico e per individuare possibili contributi cervicali a quadri di instabilità posturale. Come per tutti gli indicatori stabilometrici, però, va sempre contestualizzato e integrato con l'esame clinico e con gli altri parametri strumentali.

Ci sono limiti metodologici che devi considerare: la variabilità individuale, la difficoltà di controllare con precisione la posizione del capo durante la prova e l'influenza di fattori sensoriali concomitanti possono tutti condizionare il risultato. La ricerca conferma che integrare le misure stabilometriche con prove funzionali cervicali migliora la comprensione del ruolo del rachide cervicale nel controllo dell'equilibrio, ma ribadisce che questi indici vanno letti dentro un approccio multidimensionale alla valutazione posturale.[72]

In sintesi, l'indice di interferenza cervicale è un parametro quantitativo utile per esplorare il contributo cervicale alla stabilità posturale: offre un supporto oggettivo al ragionamento clinico, ma richiede sempre una lettura integrata e critica.

---

72 Ruhe et al., 2010

CAPITOLO 16
LE PEDANE STABILOMETRICHE

Ho cambiato pedana più di una volta, e ogni volta ho imparato la stessa lezione: lo strumento non è neutro, condiziona quello che riuscirai a leggere. Non esiste la pedana "migliore" in assoluto, esiste quella giusta per il tuo lavoro. Sceglierla bene è già metà della qualità del dato.

16.1 TIPOLOGIE DI PEDANE STABILOMETRICHE

Lo strumento non è neutro: la pedana che scegli condiziona la qualità di tutto quello che leggerai dopo. Le pedane stabilometriche registrano le oscillazioni corporee misurando le forze di reazione al suolo e ti permettono di valutare il controllo posturale in modo oggettivo.

In ambito clinico e di ricerca hai a disposizione differenti tipologie di pedane. Puoi distinguerle principalmente in pedane stabilometriche pure e pedane baropodometriche che hanno funzione stabilometrica.

Le pedane stabilometriche pure sono progettate per rilevare direttamente le variazioni del centro di pressione (CoP) con elevata precisione. Rappresentano storicamente il riferimento metodologico che hai per la posturografia statica. Nel corso del tempo, l'evoluzione tecnologica ha portato alla diffusione di pedane baropodometriche in grado di eseguire acquisizioni stabilometriche. Lo fanno elaborando le distribuzioni pressorie plantari nel tempo. Questo ha ampliato notevolmente le potenzialità valutative dello strumento.

Questa evoluzione ha reso possibile un approccio integrato. Oggi lo stesso dispositivo ti consente di effettuare stabilometria, baropodometria statica e, in alcuni modelli, anche baropodometria dinamica. Dal punto di vista operativo, questa versatilità è utile al clinico: puoi analizzare sia la strategia oscillatoria sia l'organizzazione dell'appoggio plantare e del cammino. La pedana diventa una vera piattaforma di valutazione funzionale globale del sistema posturale.

La letteratura sulla posturografia ci dice che i sistemi multi-sensore basati su matrici pressorie forniscono misure affidabili del CoP e sono adeguati per la valutazione clinica dell'equilibrio.[73]

16.2 CARATTERISTICHE TECNICHE E FUNZIONALI

Le caratteristiche tecniche delle pedane stabilometriche influenzano direttamente la qualità dell'acquisizione che riesci a fare e le possibilità applicative dello strumento.

Tra i parametri principali che consideri ci sono dimensioni della superficie sensorizzata, densità e tipologia dei sensori, frequenza di campionamento e capacità di elaborazione software.

Le pedane compatte — ad esempio con dimensioni intorno ai 40×40 cm oppure 50×60 cm — risultano particolarmente adatte alla stabilometria statica e alla baropodometria statica. Offrono buona trasportabilità e praticità d'uso. Superfici di acquisizione più ampie ti consentono invece l'analisi dinamica del passo. Permettono la registrazione di sequenze di impronte durante la deambulazione e l'estrazione di parametri spazio-temporali del cammino.

Dal punto di vista funzionale, le pedane di maggiore lunghezza — ad esempio 120 cm oppure 180 cm — permettono di integrare valutazioni statiche e dinamiche nello stesso dispositivo. Configurano moduli multipli sensorizzati che puoi utilizzare sia per l'analisi stabilometrica sia per l'analisi baropodometrica dinamica. Tuttavia, questi sistemi presentano un compromesso: aumentare le dimensioni significa ridurre la facilità di trasporto e aumentare la necessità di installazione stabile.

In ambito tecnologico, l'evoluzione dei software di acquisizione ha contribuito in modo significativo a ridurre le differenze prestazionali tra pedane stabilometriche pure e sistemi pressori. Ha migliorato la qualità del calcolo del CoP e aumentato l'affidabilità delle acquisizioni. Gli studi metodologici mostrano che la precisione delle misure stabilometriche dipende in modo significativo dalle caratteristiche hardware e dalla frequenza di campionamento del sistema di misura.[74]

---

73 Duarte, Freitas, 2010
74 Scoppa et al., 2013

CAPITOLO 17
IL REFERTO STABILOMETRICO

La migliore acquisizione che abbia mai fatto è stata inutile, perché il referto che ho mandato al collega era illeggibile. Lì ho capito che l'esame non finisce quando spegni il software, ma quando qualcun altro riesce a capire cosa hai visto. Un referto è comunicazione, non un archivio di numeri.

17.1 STRUTTURA DEL REFERTO

Un esame che non si trasforma in un referto leggibile è un esame sprecato. Il referto stabilometrico è la sintesi dell'intero processo: tiene insieme il dato strumentale, l'osservazione clinica e il percorso terapeutico che costruisci per il paziente.

La sua struttura si articola generalmente in più sezioni. Comprendono dati anagrafici, informazioni anamnestiche, risultati dell'esame stabilometrico e commento interpretativo.

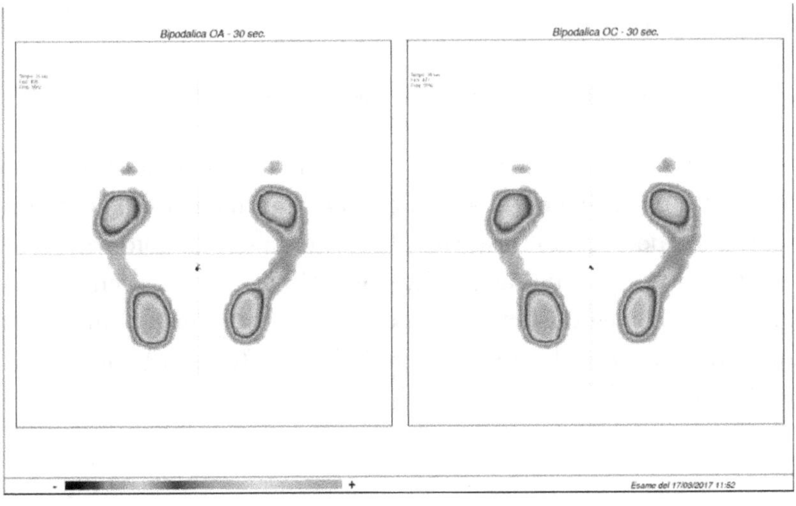

Figura 17.1 — Esempio di referto stabilometrico: sezione pressoria

Nel contesto dei software di analisi stabilometrica, il referto viene preceduto dalla compilazione della scheda anamnestica. Questa è suddivisa in aree tematiche che includono l'anamnesi generale e quella specialistica — ad esempio ortopedica. A queste informazioni si affiancano ulteriori dati che consideri rilevanti: terapie farmacologiche, abitudini di vita e fattori comportamentali. Tutto questo contribuisce alla costruzione del profilo clinico del paziente.

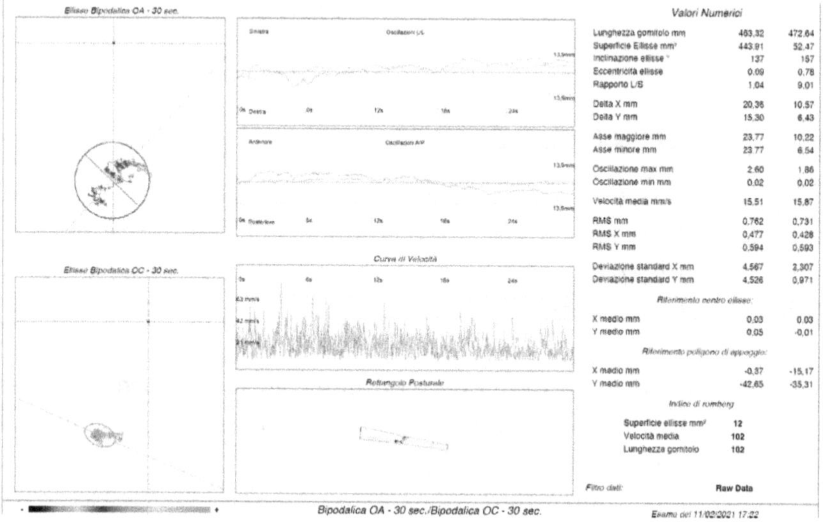

Figura 17.2 — Esempio di referto stabilometrico completo con valori numerici

Parallelamente, la presenza di un diario clinico integrato ti consente di registrare i trattamenti, l'evoluzione del quadro funzionale e le osservazioni che fai nel tempo. Questo trasforma il referto da documento statico a strumento dinamico di monitoraggio. Tale organizzazione rispecchia le indicazioni metodologiche della letteratura clinica, che sottolinea l'importanza di integrare dati strumentali e informazioni anamnestiche per una valutazione posturale completa.[76]

76 Ibid.

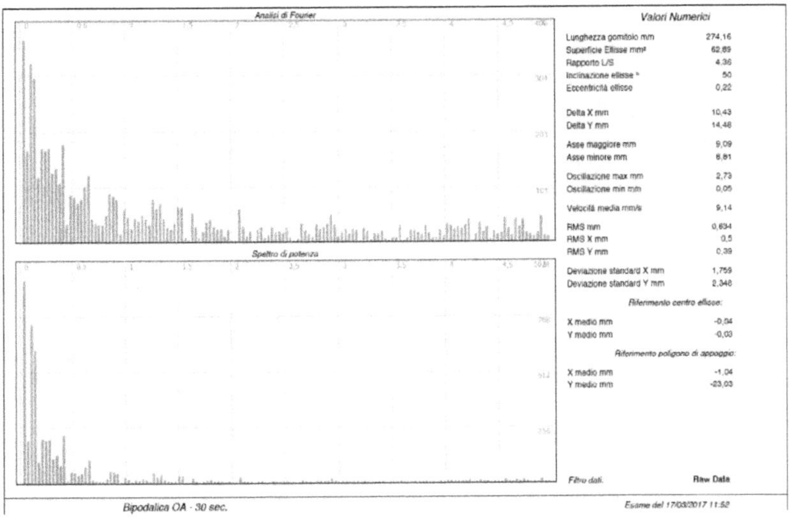

Figura 17.3 — Esempio di referto stabilometrico: analisi in frequenza

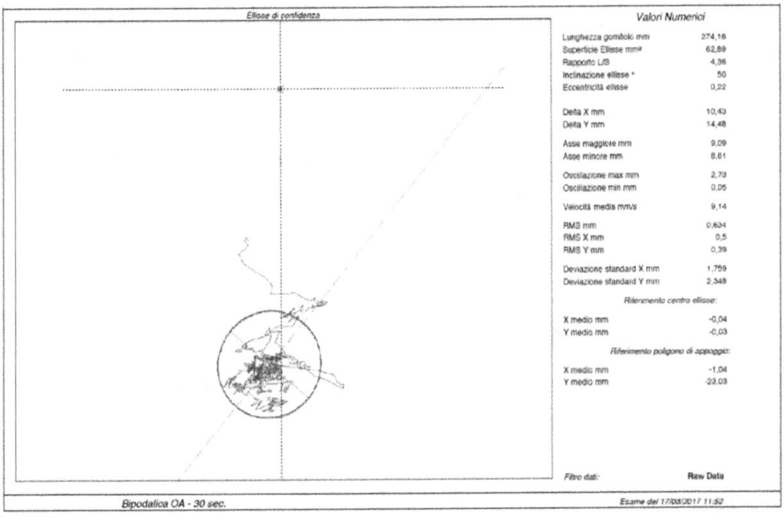

Figura 17.4 — Referto stabilometrico: statokinesigramma con ellisse di confidenza

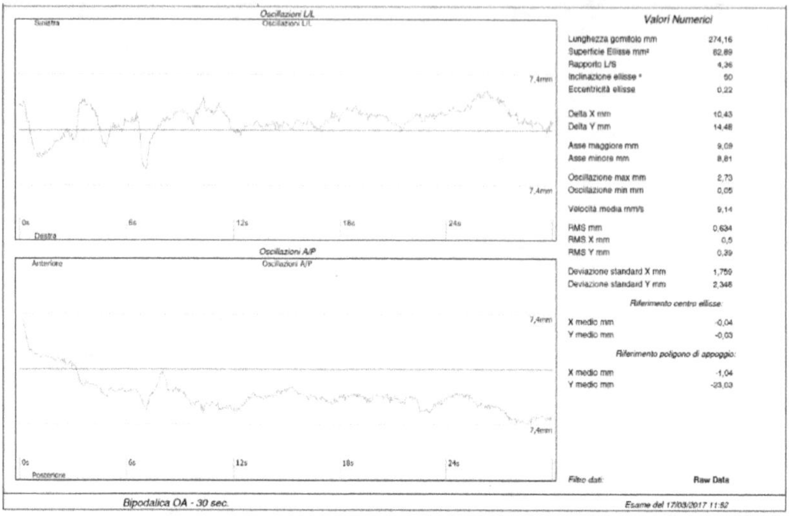

Figura 17.5 — Referto stabilometrico: stabilogramma con parametri numerici

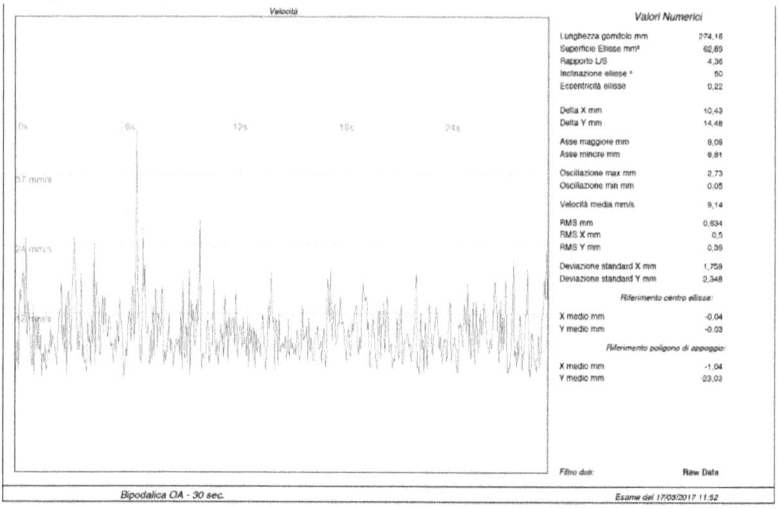

Figura 17.6 — Referto stabilometrico: densità spettrale e distribuzione frequenze

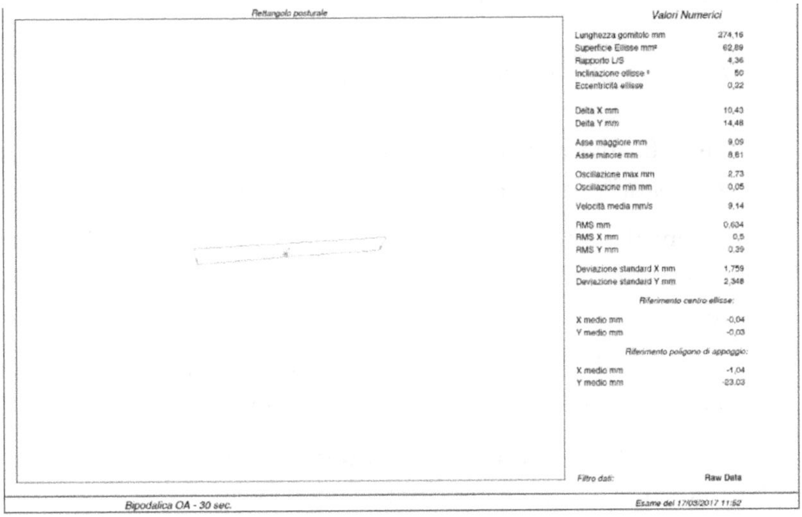

Figura 17.7 — Referto stabilometrico: analisi della stabilità medio-laterale

17.2 INTERPRETAZIONE DEI PRINCIPALI INDICATORI

All'interno del referto stabilometrico, i risultati dell'esame vengono generalmente presentati attraverso una combinazione di elementi grafici e parametri numerici. Questa integrazione ti consente di affiancare una lettura qualitativa delle strategie oscillatorie — statokinesigramma, stabilogramma, mappe pressorie — a una valutazione quantitativa basata su indicatori cinematici e cinetici.

Quando selezioni gli indicatori da riportare nel referto, devi privilegiare parametri che siano validati e facilmente interpretabili. Devi evitare un eccesso di informazioni che potrebbe ridurre la chiarezza del documento e rendere difficile per chi legge il referto comprendere i messaggi che vuoi trasmettere.

17.3 COME REDIGERE UN REFERTO COMPLETO E UTILE PER I PROFESSIONISTI

Quando redigo un referto stabilometrico efficace, cerco una struttura chiara, una selezione appropriata dei dati e una sintesi interpretativa orientata alla pratica clinica.

Un referto completo dovrebbe includere:

- dati identificativi e anamnestici del paziente, con informazioni essenziali sulla storia clinica rilevante al problema posturale;
- descrizione delle condizioni di acquisizione e dei protocolli che hai utilizzato, incluse la durata, la frequenza di campionamento e le posizioni testate;
- presentazione dei principali grafici e parametri numerici in una forma che sia comprensibile a chi legge il documento;
- commento interpretativo che è integrato con il quadro clinico che hai costruito attraverso l'anamnesi e l'osservazione;
- eventuali indicazioni terapeutiche oppure raccomandazioni di follow-up che potrebbero orientare il percorso del paziente.

La possibilità di generare report integrati — analisi statica, dinamica e stabilometrica insieme — aiuta a standardizzare il documento e a renderlo leggibile a più professionisti. Un referto ben strutturato permette a fisioterapista, ortopedico e posturologo di coglierne rapidamente i risultati.

La generazione di un report in formato digitale che sia stampabile consente inoltre la condivisione agevole e l'archiviazione del dato nel tempo. Questo favorisce significativamente la continuità assistenziale e il monitoraggio longitudinale. Quando il paziente torna dopo tre mesi, puoi confrontare i dati attuali con quelli precedenti e osservare se c'è stato cambiamento, miglioramento o peggioramento.

La letteratura clinica è chiara: la qualità del referto è un fattore chiave per la comunicazione interdisciplinare e per il passaggio efficace delle informazioni tra colleghi. Un buon referto rende i percorsi diagnostico-terapeutici più coerenti e riduce la frammentazione dell'assistenza.[77]

In sintesi, il referto stabilometrico va concepito come un documento insieme scientifico e pratico: integra dati oggettivi e interpretazione professionale, e trasforma l'esame da semplice misurazione in uno

---

77 Scoppa et al., 2013

strumento operativo, utile tanto alla pratica quotidiana quanto alla ricerca.

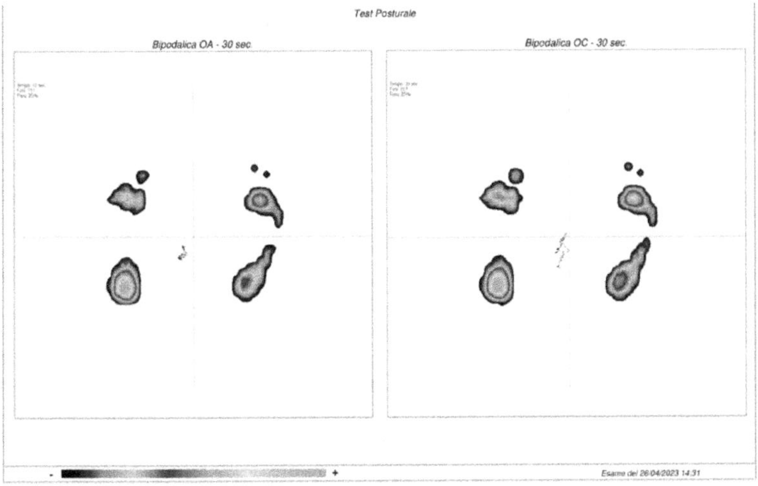

Figura 17.8 — Esempio di Referto Stabilometrico strategia pressoria media

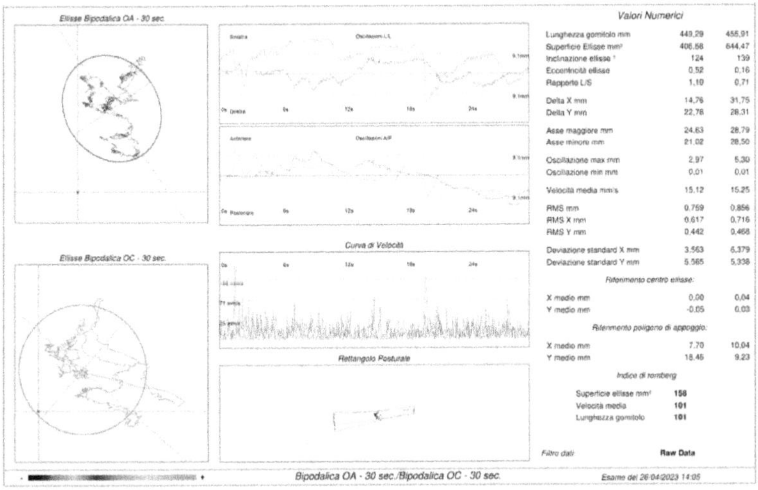

Figura 17.9 — Esempio di Referto Stabilometrico valori cinetici e cinematic

i

PARTE II
STABILOMETRIA CLINICA E INTERPRETAZIONE PATOLOGICA

CAPITOLO 18
PRINCIPI DI INTERPRETAZIONE CLINICA

18.1 INTEGRAZIONE MULTISENSORIALE

Mantenere la stazione eretta non è il risultato di un sistema unico, ma l'espressione di un processo dinamico continuo dove tre canali sensoriali — visione, sistema vestibolare, percezione propriocettiva — vengono costantemente integrati a livello centrale per produrre una risposta motoria efficace contro la gravità. Quello che leggi attraverso il tracciato del Center of Pressure (COP) non è altro che l'esito periferico di questo processo di integrazione.

Il sistema nervoso centrale pesa in tempo reale le informazioni dai recettori plantari, dai fusi neuromuscolari, dagli organi tendinei del Golgi, dal vestibolo e dalla retina, modulando la risposta muscolare attraverso circuiti spinali, sottocorticali e corticali. Non è un processo statico: il cervello riequilibra continuamente l'affidabilità di ogni segnale sensoriale in base a quello che gli arriva in quel momento — fenomeno noto come *sensory reweighting*.[78][79]

In condizioni normali, la stazione eretta si caratterizza per piccole oscillazioni soprattutto sul piano antero-posteriore, che richiedono meno energia rispetto alle oscillazioni laterali. Questo assetto riflette un'integrazione multisensoriale bilanciata, dove nessun sistema domina eccessivamente. Nel momento in cui uno dei canali fornisce informazioni alterate o contraddittorie — come avviene nelle vestibolopatie, nei disturbi visivi, o nelle neuropatie — il corpo si riorganizza, generando pattern stabilometrici che descrivono questa riorganizzazione.

Il sistema vestibolare controlla principalmente le accelerazioni del capo; quando è compromesso, il primo segno che vedi è l'aumento delle oscillazioni medio-laterali. La visione fornisce il riferimento spazia-

78 Horak FB., 2006
79 Peterka RJ., 2002

le verticale; quando viene a mancare, l'area aumenta in modo prevedibile. Il sistema propriocettivo dei piedi è il fondamento delle correzioni veloci; quando si degrada, le oscillazioni diventano lente e ampie.[80][81]

Leggere la stabilometria significa interpretare indirettamente questo equilibrio integrativo. Un aumento dell'area, una lunghezza diversa del tracciato, alterazioni nello spettro di frequenza — non sono numeri isolati, ma il racconto di come il sistema si è riorganizzato per compensare.

Dal punto di vista neurofisiologico, questa integrazione avviene nei nuclei vestibolari, nel cervelletto (in particolare nel lobo flocculo-nodulare), e nelle aree parietali posteriori, che costruiscono la mappa corporea nello spazio. Alterazioni a questi livelli producono pattern stabilometrici distinti e riconoscibili.[82]

Ecco il punto fondamentale: la stabilometria non misura la postura in sé. Misura l'esito periferico di un'integrazione centrale complessa. Quando capisci questo, smetti di leggere i numeri come una diagnosi e inizi a leggerli come una storia.

18.2 LOGICA DI LETTURA MULTI-PARAMETRICA

Un errore frequente è pensare che un singolo numero della stabilometria possa dare una risposta. Non è così. Ogni indicatore — area, lunghezza del tracciato, velocità, distribuzione in frequenza — descrive una dimensione diversa della stessa realtà. Solo insieme costruiscono un quadro significativo.

La letteratura mostra che l'area dell'ellisse riflette l'ampiezza della perdita di controllo, la lunghezza del tracciato è legata al costo energetico e alla quantità di aggiustamenti che il sistema deve fare, mentre la velocità è associata alla frequenza e rapidità di quelle correzioni. Considerare uno solo di questi parametri significa perdersi metà della storia.

---

80 Lacour M, 2015
81 Paulus WM, 1984
82 Morton SM, 2006

Facciamo un esempio clinico. Un'area grande potrebbe significare instabilità, oppure potrebbe significare che il paziente fa oscillazioni ampie ma lente — cosa del tutto diversa. Se la lunghezza è proporzionalmente aumentata rispetto all'area, il sistema sta lavorando più del necessario: micro-correzioni frequenti, dispendio energetico inutile. Se invece l'area è grande ma la lunghezza è contenuta, il corpo si muove ampiamente ma in modo più economico, e non è detto che sia patologico.

Ricorda che la stabilometria misura l'esito di un sistema di controllo a feedback, dove le oscillazioni non sono errori da eliminare: sono la prova che il sistema è attivo e corregge continuamente. L'equilibrio perfetto non esiste. Quello che cerchi è un'oscillazione funzionale ed economica. Un'area molto ridotta può essere tanto problematica quanto un'area aumentata — può significare rigidità tonica, co-contrazione patologica, incapacità di adattarsi.[83]

La sequenza logica che propongo è questa:

- **Valutazione globale dell'area** — quanto è ampia l'oscillazione?
- **Lunghezza del tracciato** — quanto lavora il sistema per mantenersi stabile?
- **Rapporto lunghezza/superficie** — è uno sforzo economico o eccessivo?
- **Distribuzione antero-posteriore vs laterale** — quale piano è più compromesso?
- **Analisi in frequenza** — da dove vengono quelle oscillazioni? Sono riflessi, respirazione, o disorganizzazione centrale?
- **Confronto occhi aperti/chiusi** — quanto dipende dal sistema visivo?

Questa sequenza ti permette di costruire un profilo coerente. La letteratura mostra che un singolo parametro è affidabile, ma quando ne integra più di uno, la capacità discriminativa aumenta significativamente.[84]

Un ultimo aspetto essenziale: confronti i numeri con i grafici. Lo statokinesigramma, lo stabilogramma, i diagrammi delle velocità devono

83 Maurer C, 2005
84 Duarte M, 2010

raccontare la stessa storia dei valori. Se il grafico e i numeri dicono cose diverse, fermati. C'è un problema nell'acquisizione.

Clinicamente, questa logica multi-parametrica ti protegge da due errori frequenti: attribuire significato patologico a una variazione isolata, e usare i numeri come se fossero una diagnosi diretta. La stabilometria fornisce un pattern funzionale. È l'integrazione con l'anamnesi, l'esame obiettivo, gli altri test strumentali, che ti permette di dire qualcosa di clinicamente significativo.[85]

In una parola: la stabilometria è un sistema di relazioni tra parametri, non una lista di numeri. È nella coerenza interna del profilo che emerge la vera interpretabilità dell'esame.

18.3 ERRORI COMUNI DI SOVRAINTERPRETAZIONE

La stabilometria è uno strumento di analisi funzionale, non un test diagnostico nel senso tradizionale. Il principale rischio metodologico della pratica clinica contemporanea è trasformare un indicatore funzionale in una diagnosi. Trasformazione pericolosa, e frequente.

Molti parametri del COP, pur essendo riproducibili entro lo stesso soggetto, variano moltissimo da persona a persona. L'area, la lunghezza, la velocità: tutte influenzate da età, peso, altezza, quanto una persona è attiva, il suo stato emotivo in quel momento, le condizioni ambientali. Interpretare un valore isolato come "patologico" senza considerare questi fattori è un errore metodologico grave.[86][87]

Il primo errore: collegare automaticamente un'area aumentata all'instabilità patologica. Molte condizioni cliniche hanno area aumentata, certo. Ma un'area più ampia può essere anche una strategia adattativa efficiente — specialmente nei giovani o negli atleti, dove la variabilità controllata significa flessibilità. Al contrario, un'area molto ridotta non è necessariamente buona: può essere rigidità tonica, co-contrazione

85 Horak FB. Clinical assessment of balance disorders. Gait Posture. 1997;6(1):76-84., 1997
86 Ruhe A, 2010
87 Chiari L, 2002

difensiva, incapacità di adattamento.[88]

Il secondo errore: leggere un singolo indice, come il Romberg o l'L-FS, in isolamento. Un Romberg elevato suggerisce dipendenza visiva, certo. Ma se l'area a occhi aperti è già molto aumentata, l'aumento a occhi chiusi potrebbe riflettere semplicemente un'instabilità globale, non una disfunzione sensoriale specifica.

Il terzo errore: trascurare la qualità dell'acquisizione. Movimenti volontari, deglutizioni, respirazione accentuata, tensione muscolare temporanea — generano picchi e alterazioni nello spettro che non hanno significato patologico. Senza un controllo critico del segnale, attribuite valore clinico al rumore.[89]

Un altro rischio: la correlazione diretta tra pattern stabilometrico e una specifica struttura anatomica. La stabilometria misura l'esito integrato del sistema tonico-posturale; non localizza con certezza il distretto responsabile. Un aumento delle oscillazioni medio-laterali può arrivare da una lesione vestibolare, da una neuropatia, dal dolore lombare cronico, o semplicemente da una base d'appoggio stretta. Senza integrazione anamnestica e clinica, l'attribuzione causale rimane ipotesi.[90]

Infine, evita di usare la stabilometria come "conferma" di un'ipotesi che hai già. La lettura dei parametri deve precedere l'interpretazione clinica. Quando cercate nei dati una conferma della vostra idea preconcetta, aumentate il bias interpretativo.

In sintesi: la stabilometria è uno strumento di analisi funzionale complementare. Non è uno strumento diagnostico autonomo. L'interpretazione corretta richiede integrazione multi-parametrica, confronto con la letteratura, e correlazione sistematica con l'esame clinico completo.

18.4 LIMITI METODOLOGICI DELLA STABILOMETRIA

La stabilometria è affidabile per analizzare il controllo posturale in

88 Davids K et al., 2003

89 Duarte M, 2010

90 Horak FB., 1997

stazione eretta statica. Come ogni misurazione, ha limiti che devi conoscere per collocarla correttamente nel percorso clinico.

Primo limite: la natura stessa del parametro. La pedana misura il Center of Pressure, cioè la proiezione delle forze di reazione al suolo. Il COP non è il centro di massa — è una sua proiezione dinamica, modulata da come il sistema muscolare decide di rispondere. Quindi misuri l'esito periferico, non direttamente l'attività centrale.

Secondo limite: la variabilità biologica. Età, peso, altezza, ampiezza della base d'appoggio, affaticamento, stato emotivo, attenzione, respirazione, temperatura della stanza — tutti influenzano i parametri. Anche in persone sane, c'è variabilità. La ripetibilità entro lo stesso soggetto è buona, ma non assoluta, soprattutto per i parametri derivati complessi. Un esame singolo, senza comparazione longitudinale, ha valore limitato.[91][92]

Terzo limite: mancanza di standardizzazione internazionale. Durata dell'acquisizione diversa (30 vs 51 secondi), posizioni dei piedi diverse, occhi aperti o chiusi, frequenze di campionamento differenti — producono risultati non confrontabili tra laboratori. Non c'è accordo internazionale sui parametri e sui valori di riferimento. Confrontare studi rimane complesso.[93]

Dal punto di vista biomeccanico: la stabilometria analizza il controllo statico. La vita reale è dinamica. Mantenere la stazione eretta non equivale a gestire perturbazioni o movimenti complessi. Per questo motivo, stabilometria e test dinamici sono complementari, non alternativi.

Un limite interpretativo importante: l'assenza di specificità diagnostica. Pattern simili si vedono in condizioni cliniche diverse. Oscillazioni medio-laterali aumentate compaiono in vestibolopatie, neuropatie, patologie cerebellari, dolore lombare cronico. La stabilometria fornisce un profilo funzionale, non un'eziologia.[94]

---

91 Chiari L, 2002

92 Ruhe A, 2010

93 Duarte M, 2010

94 Horak FB., 1997

Ultimo punto: il rischio di eccessiva fiducia nella precisione numerica. I numeri in millimetri o millimetri quadrati possono sembrare oggettivi. In realtà sono il risultato di modelli matematici e filtraggi software, che dipendono dall'apparecchiatura. Sistemi diversi su stesso soggetto possono dare risultati diversi.

In conclusione: la stabilometria è valida per descrivere il comportamento oscillatorio del sistema tonico-posturale. Non è un esame diagnostico autonomo. Il suo valore emerge quando la collocate in un contesto clinico integrato, usate protocolli standardizzati, e la leggete attraverso una logica multi-parametrica e longitudinale.

18.5 SINOSSI DEI PATTERN STABILOMETRICI PER QUADRO CLINICO

La tabella seguente riassume, a colpo d'occhio, i pattern che ritroverai caso per caso nei capitoli successivi. Usala come mappa di orientamento, non come chiave diagnostica: nessuna riga è patognomonica e ogni dato va sempre integrato con la clinica.

Legenda:

- ↑ aumentato,
- ↓ ridotto,
- ↔ nella norma;
- OC = occhi chiusi;
- A-P = antero-posteriore;
- M-L = medio-laterale

Quadro clinico	Area	Lungh.	Piano prev.	Romberg	Segno distintivo
Neurite vestibolare (acuta)	↑↑	↑↑	M-L	↑	CoP verso il lato sano
Sindrome di Ménière	↑ fluttuante	↑	M-L	↑↑	Variabilità intra-esame; andamento fluttuante
VPPB	↑ moderato	↑ lieve	M-L lieve	variabile	Evocabile; reversibile post-manovra
Iporeflessia vestibolare bilaterale	↑↑	↑↑	M-L	↑↑↑	Crollo a occhi chiusi; instabilità simmetrica
Parkinson	↑ (↓ iniziale)	↑	M-L	↔/↑	Perdita del controllo automatico
Sclerosi multipla	↑	↑	M-L	↑	Forte variabilità (fatica, Uhthoff)
Ictus (emiparesi)	↑	↑	M-L	variabile	Asimmetria di carico; CoP verso il lato sano
Lesioni cerebellari	↑↑↑	↑↑	Multidirez.	non discrim.	Disorganizzazione globale del tracciato
Neuropatie periferiche	↑ (a OC)	↑	A-P	↑↑ >150%	Forte dipendenza visiva
Concussione sportiva	↑ transitorio	↑	globale	↑ moder.	Alterazioni subcliniche; reversibile
Lombalgia cronica	↑ (a OC)	↑	A-P	↑ moder.	Co-contrazione protettiva
Cervicalgia / Whiplash	↑	↑	M-L	↑	Deficit propriocettivo cervicale
Fibromialgia	↑↑	↑	Multidirez.	variabile	Alta variabilità; peggiora con la fatica

CAPITOLO 19
PATOLOGIE VESTIBOLARI

19.1 NEURITE VESTIBOLARE

La neurite vestibolare è il modello più pulito che conosca per capire cosa succede quando un recettore si spegne di colpo. È una delle cause più frequenti di vertigine periferica acuta: un danno improvviso e unilaterale del nervo vestibolare, in genere di origine virale o post-virale. Quando il vestibolo si danneggia da un lato smette di inviare informazioni simmetriche al sistema centrale, e il controllo posturale si disorganizza.[95]

Il meccanismo è semplice da immaginare. Normalmente i due vestiboli inviano segnali simmetrici ai rispettivi nuclei nel tronco cerebrale; quando uno si ferma, quella simmetria salta, e ne nascono vertigine, nistagmo spontaneo, instabilità. Col tempo il sistema centrale mette in campo meccanismi di compensazione che smorzano i sintomi acuti, ma non sempre ripristinano del tutto il controllo[96]. Sulla pedana tu leggi l'effetto periferico di questa asimmetria.

Nella fase acuta il quadro è coerente e riconoscibile: l'area dell'ellisse e la lunghezza del CoP aumentano entrambe in modo marcato, le oscillazioni si concentrano sul piano medio-laterale e il CoP tende a deviare verso il lato sano; il Romberg è elevato, perché a occhi chiusi l'instabilità peggiora. Le oscillazioni medio-laterali sono il segno che tradisce il vestibolo: è lui a stabilizzare le accelerazioni laterali del capo, e quando si guasta la tenuta su quel piano cade[97]. Nel diagramma delle velocità vedi picchi irregolari e frequenti — il sistema corregge in fretta e in modo disorganizzato — mentre l'analisi spettrale mostra un aumento delle componenti a bassa frequenza, coerente con la fatica a mantenere l'assetto tonico.

Nelle settimane successive il cervelletto e i nuclei del lato sano si

95 Strupp M, 2009
96 Lacour M, 2015
97 Horak FB., 1997

attivano per compensare: clinicamente la vertigine si attenua, ma la pedana continua a mostrare un'area ancora sopra la norma, la persistenza di asimmetrie medio-laterali e un Romberg che migliora solo gradualmente. È il segno che il compenso vestibolare è un adattamento, non un ritorno all'origine: la simmetria di partenza non si ricostruisce mai del tutto[98].

Attenzione a non fermarti al pattern: oscillazioni medio-laterali aumentate le trovi anche nelle lesioni cerebellari, nelle neuropatie, nelle patologie centrali che coinvolgono il vestibolo. Quello che rende il quadro riconoscibile è la coerenza clinica — nella neurite il tracciato si accompagna a vertigine acuta, nistagmo spontaneo, test vestibolari patologici. In questa cornice la stabilometria quantifica l'instabilità, ti fa confrontare la fase acuta con quella di compenso, segue la riabilitazione vestibolare e smaschera eventuali dipendenze visive residue; non sostituisce VNG[99] e VHIT[100], ma dà loro una cornice funzionale. È l'esempio da cui partire per capire la stabilometria clinica: una lesione periferica che produce alterazioni misurabili e prevedibili, e un'instabilità soggettiva che trova un correlato oggettivo, riorganizzato nel tempo in modo leggibile.

---

98 Peterka RJ., 2002

99 VNG (Videonistagmografia): batteria di test che registra i movimenti oculari con telecamera a infrarossi per studiare il nistagmo e il riflesso vestibolo-oculare. Comprende prove oculomotorie, posizionali e caloriche; queste ultime esplorano le basse frequenze e valutano separatamente il singolo labirinto (paresi canalare). Ha sostituito la vecchia ENG a elettrodi.

100 vHIT (Video Head Impulse Test): valuta il riflesso vestibolo-oculare alle alte frequenze mediante impulsi rapidi e imprevedibili del capo sul piano di ciascun canale semicircolare. Misura il gain del VOR e rileva le saccadi di rifissazione in caso di deficit. Esplora tutti e sei i canali, è rapido e non provoca vertigine, a differenza delle prove caloriche.

CASO 19.1 · NEURITE VESTIBOLARE Paziente A.F. · 42 a. · M · Esame 10/01/2025

Anamnesi e quadro clinico

Maschio, 42 anni. Esordio improvviso di vertigine rotatoria intensa, nausea e instabilità alla deambulazione 18 giorni prima. Nistagmo spontaneo orizzontale-rotatorio battente verso destra all'esordio, ipovalenza vestibolare sinistra al VHIT. Assenza di ipoacusia e acufeni. Valutazione stabilometrica eseguita in fase sub-acuta, ad inizio riabilitazione vestibolare.

Parametri stabilometrici — bipodalica 30 s

Parametro	OA	OC	Range indic.	Flag
Lunghezza gomitolo (mm)	680	980	≈ 300–500	↑↑
Superficie ellisse (mm²)	520	890	≈ 100–250	↑↑
Velocità media (mm/s)	22,67	32,67	≈ 10–17	↑↑
Asse maggiore ellisse (mm)	30,89	39,31	—	↑
RMS X / RMS Y (mm)	1,27 / 0,88	1,72 / 1,13	—	↑ ML
Dev. standard X / Y (mm)	3,70 / 1,91	5,67 / 3,31	—	↑ ML
X medio (centro ellisse, mm)	-2,50	-3,20	≈ 0 ± 5	—
Y medio (centro ellisse, mm)	0,80	1,20	≈ 0 ± 5	—

Indice di Romberg (OC/OA × 100)	**Superficie: 171**	**Velocità: 144 — Lunghezza: 144**

Tracciato CoP (schema ricostruito)

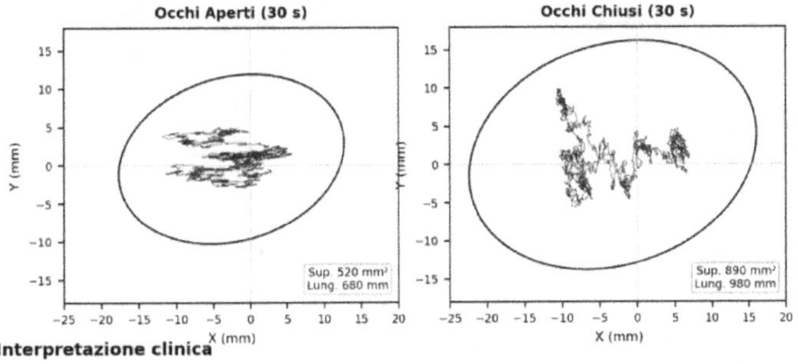

Interpretazione clinica

Quadro coerente con deficit vestibolare unilaterale in fase di compenso iniziale. Parametri marcatamente aumentati, ulteriore peggioramento in chiusura oculare: RQ superficie 171 indica dipendenza visiva significativa, tipica delle forme unilaterali non ancora compensate. Oscillazioni medio-laterali prevalenti (RMS X > RMS Y, Std X in netto aumento) riflettono il ruolo specifico dell'input vestibolare nel controllo frontale. Lieve deviazione del centro ellisse verso sinistra coerente col lato della lesione.

→ *Capitolo 19.1 — Pattern stabilometrico e limiti interpretativi.*

19.2 SINDROME DI MÉNIÈRE

La sindrome di Ménière è una patologia dell'orecchio interno con episodi ricorrenti di vertigine, udito fluttuante, acufeni, sensazione di pienezza auricolare. La causa è l'idrope endolinfatica — alterazione della dinamica dei fluidi labirintici che determina disfunzione intermittente del sistema vestibolo-cocleare.[101]

A differenza della neurite, che è una perdita unilaterale persistente, la Ménière è fluttuante: crisi acute alternate a periodi intercritici. Questa caratteristica si riflette nel pattern stabilometrico.

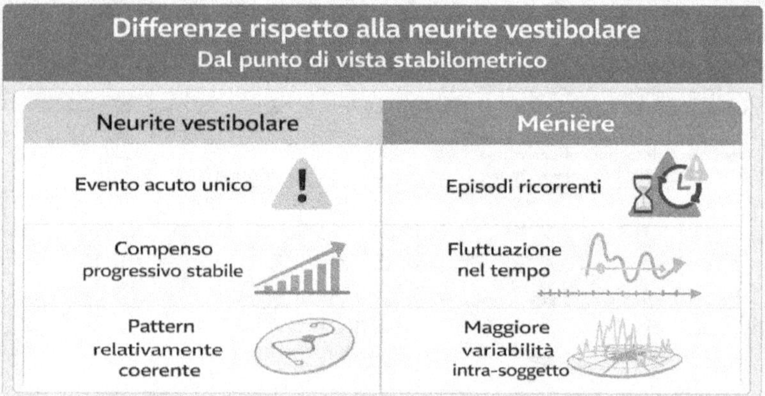

L'idrope endolinfatica altera la trasduzione delle cellule ciliate: durante la crisi l'asimmetria verso i nuclei vestibolari è marcata, mentre tra un episodio e l'altro il sistema può apparire parzialmente compensato. È un'integrazione multisensoriale che va e viene, con dipendenza visiva altalenante e strategie di compenso che cambiano nel tempo — ed è proprio questa intermittenza a distinguerla dalla neurite.

Durante la crisi ritrovi lo stesso volto della neurite acuta — area e lunghezza del CoP molto aumentate, oscillazioni medio-laterali, CoP deviato verso il lato sano, Romberg fortemente elevato — ma con una

101 Lacour M, 2015

variabilità maggiore all'interno della stessa acquisizione, e uno spettro che scivola verso le basse frequenze e si fa irregolare. Nei periodi asintomatici il quadro si attenua senza spegnersi: area moderatamente aumentata, oscillazioni medio-laterali ancora sopra la norma, un lieve eccesso di lunghezza e una dipendenza visiva che resta. È un dettaglio che conta: anche fuori dalle crisi restano alterazioni subcliniche, segno che il compenso centrale non è mai completo.

In clinica la stabilometria ti serve a quantificare l'instabilità durante e dopo le crisi, a seguire la terapia, a valutare quanto il sistema si è ricompensato e a smascherare dipendenze visive residue; la diagnosi resta clinica, ma il dato funzionale la arricchisce. Proprio perché la malattia fluttua, un singolo esame vale poco: qui la valutazione longitudinale è tutto. La Ménière è il modello dell'instabilità vestibolare intermittente — la pedana ne oggettiva la variabilità e ne segue il compenso nel tempo, a patto di leggerla con prudenza interpretativa.

CASO 19.2 · SINDROME DI MÉNIÈRE — Paziente M.G. · 56 a. · M

Anamnesi e quadro clinico

Maschio, 56 anni. Storia di crisi vertiginose ricorrenti da 3 anni, associate a ipoacusia fluttuante sinistra, acufene e sensazione di pienezza auricolare. Audiometria: ipoacusia neurosensoriale ingravescente sinistra sui toni gravi. Valutazione eseguita in fas intercritica, a 12 giorni dall'ultimo episodio acuto.

Parametri stabilometrici — bipodalica 30 s

Parametro	OA	OC	Range indic.	Flag
Lunghezza gomitolo (mm)	600	850	≈ 300-500	↑
Superficie ellisse (mm²)	450	720	≈ 100-250	↑↑
Velocità media (mm/s)	20,00	28,33	≈ 10-17	↑↑
Asse maggiore ellisse (mm)	28,32	34,93	—	↑
RMS X / RMS Y (mm)	0,67 / 0,73	1,13 / 0,74	—	↑ ML
Dev. standard X / Y (mm)	3,17 / 2,35	6,61 / 4,61	—	↑ ML
X medio (centro ellisse, mm)	-1,80	-2,40	≈ 0 ± 5	—
Y medio (centro ellisse, mm)	0,60	1,00	≈ 0 ± 5	—
Indice di Romberg (OC/OA × 100)	**Superficie: 160**		**Velocità: 142 — Lunghezza: 142**	

Tracciato CoP (schema ricostruito)

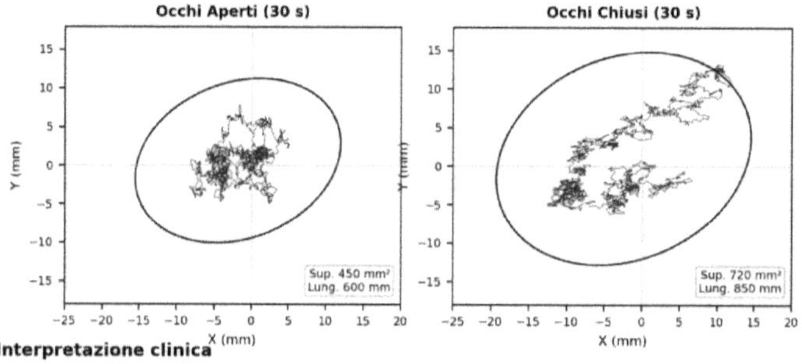

Interpretazione clinica

Pattern compatibile con disfunzione vestibolare unilaterale a compenso incompleto in fase intercritica. RQ superficie 160 segna persistente dipendenza visiva subclinica, caratteristica delle forme fluttuanti. Oscillazioni medio-laterali aumentate anche ad occhi aperti: il compenso non normalizza completamente il controllo posturale tra una crisi e l'altra. Utile valutazione longitudinale per monitorare l'evoluzione.

→ *Capitolo 19.2 — Pattern stabilometrico e limiti interpretativi.*

19.3 VERTIGINE PAROSSISTICA POSIZIONALE BENIGNA (VPPB)

La VPPB è la causa più frequente di vertigine periferica. È determinata dalla dislocazione di otoconi dall'utricolo verso uno dei canali semicircolari, più spesso il posteriore. Il meccanismo patogenetico riguarda canalolitiasi o cupololitiasi — alterazioni della dinamica endolinfatica in risposta ai cambiamenti di posizione del capo.[102]

A differenza della neurite e della Ménière, la VPPB è una patologia meccanica posizionale, non una perdita permanente dell'input vestibolare. Questo cambia profondamente quello che vedi nella stabilometria.

Qui il segnale vestibolare è normale a riposo e diventa patologico solo in certe posizioni: durante la manovra di Dix-Hallpike[103] l'attivazione anomala del canale interessato scatena vertigine e nistagmo transitorio, ma in stazione eretta quieta, fuori dalle crisi, il vestibolo è spesso compensato. Per questo il pattern stabilometrico è meno eclatante che nelle altre vestibolopatie.

La letteratura descrive un aumento moderato di area e lunghezza, oscillazioni medio-laterali appena accentuate e un Romberg variabile — ma attento, non è un quadro costante: in molti pazienti, soprattutto fuori dalle crisi, la pedana può essere quasi normale. È questo a distinguere la VPPB dalle altre: la disfunzione è evocabile, non sempre presente. Nella fase attiva, prima della manovra liberatoria, prevalgono instabilità a occhi chiusi, una lieve deviazione del CoP e più variabilità; dopo una manovra efficace, area e lunghezza si riducono in modo netto già nel giro di giorni. È la firma della sua natura meccanica e reversibile — e la ragione per cui, qui, la stabilometria vale soprattutto come misura dell'efficacia del trattamento. Lo spettro, invece, non offre pattern specifici:

---

102 Horak FB., 1997

103 Manovra di Dix-Hallpike: test diagnostico di riferimento per la vertigine parossistica posizionale benigna (VPPB) del canale semicircolare posteriore. Dalla posizione seduta il paziente viene portato rapidamente in decubito supino con il capo esteso e ruotato di 45° verso il lato da esaminare; la comparsa di nistagmo torsionale-verticale con breve latenza e faticabilità conferma il coinvolgimento del canale posteriore. È la prova posizionale cardine della batteria VNG.

qualche lieve alterazione delle basse frequenze, niente di distintivo.

Differenze rispetto ad altre vestibolopatie

Neurite vestibolare	Ménière	VPPB
Perdita tonica unilaterale	Disfunzione fluttuante	Disfunzione posizionale meccanica
Instabilità marcata	Instabilità variabile	Instabilità lieve/ moderata
Compenso progressivo	Andamento episodico	Normalizzazione dopo manovra
Compenso progressivo	Andamento episodico	Normalizzazione dopo manovra

Ricorda che la diagnosi di VPPB è clinica, affidata alla manovra evocativa: la stabilometria è complementare, utile a documentare l'instabilità residua, il miglioramento dopo la manovra ed eventuali dipendenze visive secondarie. Resta comunque un caso istruttivo — dimostra che una vestibolopatia può produrre instabilità misurabile senza essere una perdita tonica permanente: un pattern contenuto e altamente reversibile, che dà valore al confronto pre- e post-intervento.

CASO 19.3 · VERTIGINE PAROSSISTICA POSIZIONALE BENIGNA Paziente A.P. · 48 a. · F

Anamnesi e quadro clinico

Donna, 48 anni. Episodi brevi di vertigine rotatoria scatenati dai cambi di posizione del capo, insorti 10 giorni prima. Dix-Hallpike positivo a destra con nistagmo parossistico tipico del canale semicircolare posteriore. Nessun deficit uditivo. Valutazior stabilometrica eseguita prima della manovra liberatoria.

Parametri stabilometrici — bipodalica 30 s

Parametro	OA	OC	Range indic.	Flag
Lunghezza gomitolo (mm)	430	540	≈ 300–500	—
Superficie ellisse (mm²)	220	310	≈ 100–250	—
Velocità media (mm/s)	14,33	18,00	≈ 10–17	—
Asse maggiore ellisse (mm)	18,31	21,50	—	—
RMS X / RMS Y (mm)	0,58 / 0,57	0,41 / 0,35	—	↑ ML
Dev. standard X / Y (mm)	3,10 / 2,31	3,76 / 3,45	—	↑ ML
X medio (centro ellisse, mm)	-0,80	-1,20	≈ 0 ± 5	—
Y medio (centro ellisse, mm)	0,30	0,50	≈ 0 ± 5	—
Indice di Romberg (OC/OA × 100)	**Superficie: 141**		**Velocità: 126 — Lunghezza: 126**	

Tracciato CoP (schema ricostruito)

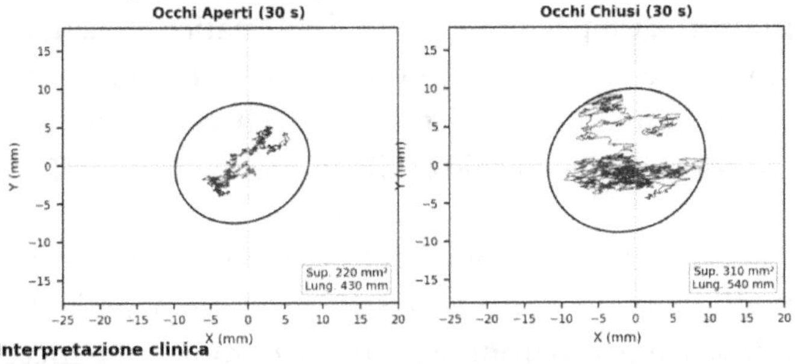

Interpretazione clinica

Pattern stabilometrico modicamente alterato, con prevalente incremento dell'RQ superficie (141) in chiusura oculare. Caratteri della VPPB: il sistema vestibolare è normo-funzionante nelle posizioni neutre, ma il controllo posturale mostra una leggera instabilità riflessa dell'evento posizionale recente. L'alterazione si normalizza tipicamente dopo manovra liberatoria efficace.

→ Capitolo 19.3 — Pattern stabilometrico e limiti interpretativi.

19.4 IPOREFLESSIA O AREFLESSIA VESTIBOLARE BILATERALE

L'iporeflessia o areflessia vestibolare bilaterale è la perdita di funzione di entrambi gli apparati vestibolari periferici. Le cause variano: tossiche (aminoglicosidi), autoimmuni, degenerative, traumatiche, idiopatiche. A differenza delle forme unilaterali, non c'è vertigine rotatoria intensa, ma piuttosto instabilità cronica, oscillopsia (sensazione che il mondo giri), difficoltà marcata nell'equilibrio quando viene a mancare l'informazione visiva.[104]

Dal punto di vista neurofisiologico, la perdita bilaterale elimina completamente il contributo vestibolare al controllo posturale. Il sistema centrale deve riorganizzarsi basandosi quasi esclusivamente su visione e propriocezione, con aumento della dipendenza visiva e ridotta capacità di gestire perturbazioni.[105]

Nei soggetti con perdita bilaterale il quadro è più marcato di qualsiasi forma unilaterale compensata: area e lunghezza del CoP molto aumentate, oscillazioni medio-laterali pronunciate, Romberg fortemente elevato e, soprattutto, un peggioramento drammatico a occhi chiusi. È proprio questo il dato che conta. A occhi aperti il paziente tiene, perché si appoggia interamente alla vista; a occhi chiusi, senza né vestibolo né visione, il controllo posturale crolla in modo evidente[106].

Sul piano biomeccanico l'assenza del vestibolo colpisce soprattutto il controllo medio-laterale — è lui a gestire le accelerazioni laterali del capo e a stabilizzare il piano frontale. Lo spettro mostra un incremento delle basse frequenze e più variabilità generale, ma senza le asimmetrie tipiche delle lesioni unilaterali: qui non c'è una deviazione sistematica del CoP verso un lato, ma un'instabilità globale e simmetrica. La differenza di fondo con le forme unilaterali è che manca del tutto la possibilità di riequilibrio tonico tra i due nuclei: il sistema è privo di un intero canale d'informazione.

---

104 Strupp M., 2009
105 Peterka RJ., 2002
106 Horak FB., 1997

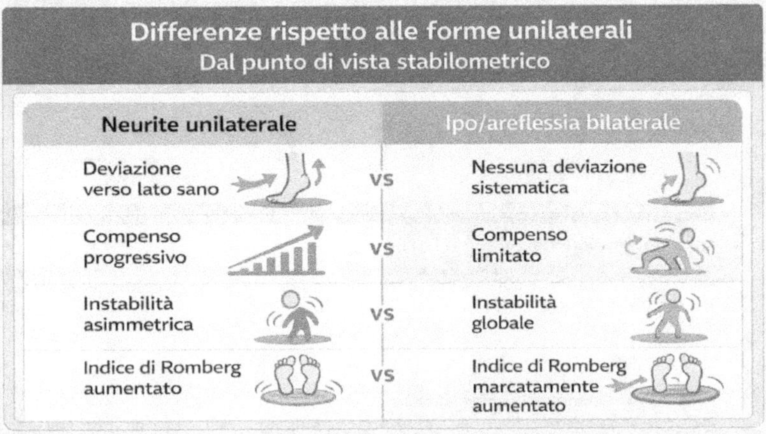

In questi pazienti la stabilometria dà il meglio del suo valore descrittivo: quantifica l'instabilità, segue la riabilitazione, misura la dipendenza visiva e documenta il rischio di caduta. La letteratura è chiara nel dire che, anche dopo una riabilitazione intensiva, i parametri raramente tornano normali — è il limite del compenso centrale quando l'input vestibolare manca del tutto. Il pattern è marcato, coerente, strettamente legato alla fisiopatologia; ma anche qui la pedana non sostituisce i test specifici, come le prove caloriche e il VHIT: li integra con una misura funzionale globale del controllo posturale.

CASO 19.4 · AREFLESSIA VESTIBOLARE BILATERALE Paziente R.M. · 61 a. · M

Anamnesi e quadro clinico

Maschio, 61 anni. Storia di oscillopsia alla deambulazione e marcata instabilità al buio da 8 mesi, esordio progressivo. Pregress terapia con aminoglicosidi ototossici per sepsi 2 anni prima. VHIT bilaterale patologico su tutti i canali. Romberg clinico francamente positivo ad occhi chiusi.

Parametri stabilometrici — bipodalica 30 s

Parametro	OA	OC	Range indic.	Flag
Lunghezza gomitolo (mm)	820	1680	≈ 300–500	↑↑
Superficie ellisse (mm²)	680	2100	≈ 100–250	↑↑
Velocità media (mm/s)	27,33	56,00	≈ 10–17	↑↑
Asse maggiore ellisse (mm)	35,20	58,60	—	↑
RMS X / RMS Y (mm)	1,55 / 1,32	3,24 / 2,88	—	↑ ML
Dev. standard X / Y (mm)	4,62 / 3,41	10,85 / 8,94	—	↑ ML
X medio (centro ellisse, mm)	-1,00	-1,20	≈ 0 ± 5	—
Y medio (centro ellisse, mm)	0,50	0,80	≈ 0 ± 5	—
Indice di Romberg (OC/OA × 100)	**Superficie: 309**		**Velocità: 205 — Lunghezza: 205**	

Tracciato CoP (schema ricostruito)

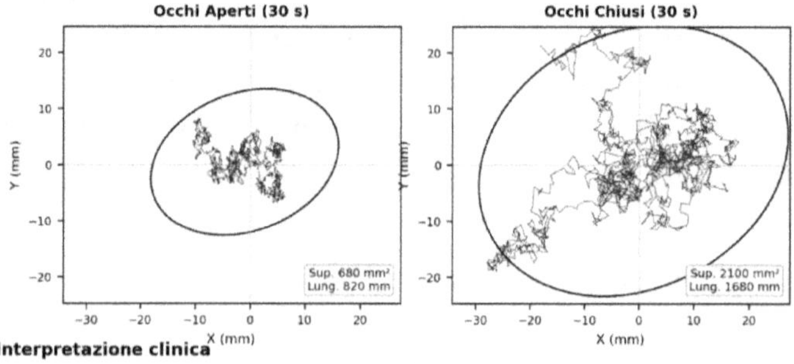

Interpretazione clinica

Pattern tipico dell'areflessia vestibolare bilaterale: stabilità preservata ad occhi aperti grazie al compenso visivo, drammatico peggioramento in chiusura oculare con RQ superficie 309 — valore patognomonico. La dipendenza visiva totale è la firma distir della perdita bilaterale. L'assenza di input vestibolare è parzialmente compensata da visivo e propriocezione; la chiusura oculai scopre immediatamente il deficit.

→ *Capitolo 19.4 — Pattern stabilometrico e limiti interpretativi.*

19.5 PATTERN STABILOMETRICI TIPICI NELLE VESTIBOLOPATIE PERIFERICHE

Le vestibolopatie periferiche variano per causa e decorso, ma condividono alcuni pattern stabilometrici ricorrenti. La stabilometria non fornisce una diagnosi nosologica diretta, ma identifica configurazioni funzionali coerenti con specifici meccanismi fisiopatologici. Comprendere questi pattern ti facilita l'inquadramento clinico e il monitoraggio nel tempo.

Il reperto più costante è l'aumento delle oscillazioni medio-laterali: il vestibolo stabilizza il piano frontale, e quando si guasta la tenuta laterale cede, l'area cresce e con essa la lunghezza del CoP su quell'asse[107]. Lo ritrovi nella neurite, nella Ménière — soprattutto in fase critica — e nell'iporeflessia bilaterale; la VPPB può mostrarlo, ma in misura contenuta e variabile. Nelle forme unilaterali acute, come la neurite e la Ménière in crisi, a questo si aggiunge una deviazione del CoP verso il lato sano, che riflette lo squilibrio tonico tra i due nuclei; nell'iporeflessia bilaterale, invece, non c'è una direzione preferita, ma un'instabilità globale e simmetrica.

Area e lunghezza sono aumentate un po' in tutte, ma con intensità diversa: marcata nella neurite acuta, fluttuante nella Ménière, moderata e reversibile nella VPPB, persistente nella forma bilaterale — ed è la lunghezza, in particolare, a raccontare quanto lavoro neuromuscolare serve per compensare[108]. L'indice di Romberg resta il perno della valutazione vestibolare: togliendo la vista misuri quanto il sistema dipende da vestibolo e propriocezione. Il gradiente è leggibile — moderatamente elevato nella neurite compensata, elevato nella Ménière, fortemente elevato nell'iporeflessia bilaterale — mentre nella VPPB è variabile e a volte quasi normale, soprattutto tra una crisi e l'altra.

107 Ibid.
108 Peterka RJ., 2002

Sintesi comparativa					
Condizione	ML ↑	Deviazione COP	Area ↑	Romberg	Variabilità
Neurite	Marcata	Verso lato sano	Elevata	Elevato	Progressiva riduzione
Ménière	Variabile	Possibile	Fluttuante	Elevato	Progressiva riduzione
VPPB	Lieve/ moderata	Rara	Moderata	Variabile	Reversibile
Bilaterale	Marcata	Assente	Elevata	Molto elevato	Persistente

Due tratti aiutano a distinguere: la variabilità intra-soggetto, che è la firma della Ménière con le sue oscillazioni che cambiano nel tempo, e la reversibilità, tipica della VPPB, dove dopo una manovra efficace i parametri alterati rientrano. Nessuno di questi pattern, però, è patognomonico: area elevata e oscillazioni medio-laterali le trovi anche in patologie centrali, neuropatie, condizioni muscolo-scheletriche — la pedana descrive il comportamento oscillatorio, non la causa anatomica[109]. Il valore clinico nasce dall'incrocio tra pattern stabilometrico, quadro sintomatologico, test vestibolari ed evoluzione nel tempo: le vestibolopatie periferiche hanno configurazioni coerenti con il deficit sottostante, ma vanno sempre lette dentro una logica clinica globale e multi-parametrica.

109 Duarte M, 2010

CASO 19.5 · VESTIBOLOPATIA PERIFERICA — QUADRO DI RIFERIMENTO Paziente F.C. · 58 a. · F

Anamnesi e quadro clinico

Donna, 58 anni. Pregressa vestibolopatia periferica unilaterale sinistra (causa non identificata) da 14 mesi, in fase di compenso parziale. Residua sensazione di sbandamento in condizioni visive complesse (folla, penombra). VHIT: ipovalenza canale laterale sinistro. Esame di follow-up.

Parametri stabilometrici — bipodalica 30 s

Parametro	OA	OC	Range indic.	Flag
Lunghezza gomitolo (mm)	560	820	≈ 300-500	↑
Superficie ellisse (mm²)	410	680	≈ 100-250	↑↑
Velocità media (mm/s)	18,67	27,33	≈ 10-17	↑
Asse maggiore ellisse (mm)	27,80	34,60	—	↑
RMS X / RMS Y (mm)	1,45 / 1,00	1,95 / 1,30	—	↑ ML
Dev. standard X / Y (mm)	4,12 / 2,35	5,84 / 3,52	—	↑ ML
X medio (centro ellisse, mm)	-1,80	-2,40	≈ 0 ± 5	—
Y medio (centro ellisse, mm)	0,60	0,90	≈ 0 ± 5	—

Indice di Romberg (OC/OA × 100)	**Superficie: 166**	**Velocità: 146 — Lunghezza: 146**

Tracciato CoP (schema ricostruito)

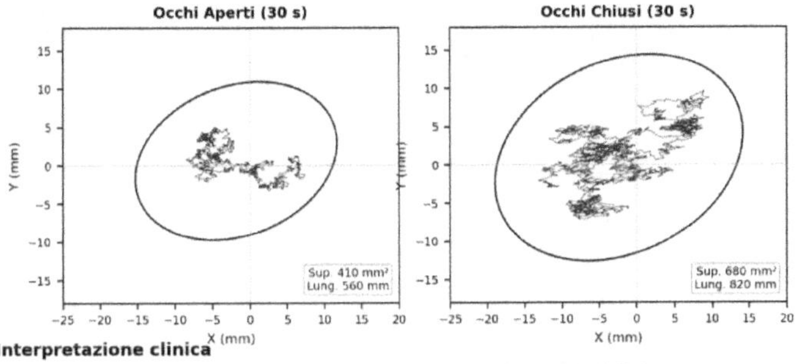

Interpretazione clinica

Pattern tipico della vestibolopatia periferica in fase di compenso parziale — quadro di riferimento: aumento consistente di area lunghezza e velocità con ulteriore peggioramento in chiusura oculare (RQ superficie 166). Oscillazioni medio-laterali prevalenti (Std X ≫ Std Y), deviazione del centro ellisse verso il lato sano. Questa scheda sintetizza il pattern 'firma' delle vestibolopatie periferiche: combinazione di dipendenza visiva elevata e prevalenza medio-laterale che distingue il quadro da neuropatie, lesio cerebellari e disturbi muscolo-scheletrici.

→ *Capitolo 19.5 — Pattern stabilometrico e limiti interpretativi.*

CAPITOLO 20
PATOLOGIE NEUROLOGICHE CENTRALI E PERIFERICHE

20.1 PARKINSON

Il Parkinson è la patologia in cui la stabilometria mostra il suo lato più prezioso: intercetta l'alterazione del controllo posturale automatico prima ancora che i segni motori classici diventino evidenti. È una neurodegenerazione dei circuiti dopaminergici della substantia nigra, che porta bradicinesia, rigidità, tremore a riposo e instabilità posturale; il danno nigro-striatale altera in profondità i meccanismi automatici con cui stai in piedi.[110]

La stabilometria è particolarmente sensibile nel rilevare queste alterazioni, anche nelle fasi precoci prima che i sintomi motori classici diventino evidenti.

Nel parkinsoniano l'area del CoP è di solito aumentata, segno di instabilità globale, e correla con la ridotta capacità di modulare le oscillazioni automatiche[111]. Ma attento a una trappola: nelle fasi iniziali l'area può addirittura ridursi, per effetto della rigidità e della co-contrazione. Non è stabilità, è immobilità difensiva — un'area piccola, qui, non è mai un buon segno. La lunghezza del gomitolo, in genere aumentata, racconta il resto: più lavoro neuromuscolare e la perdita di efficienza dei meccanismi anticipatori, gli anticipatory postural adjustments che la malattia compromette.

Il piano che paga di più è quello medio-laterale: diversi studi mostrano un incremento delle oscillazioni laterali, ed è proprio questo parametro a correlare col rischio di caduta[112], perché riflette la compromissione dei circuiti sottocorticali che tengono stabile il tronco. Sul versante spettrale trovi spesso un aumento della potenza nelle basse

110 Bloem BR et al., 2001
111 Rocchi L, 2002
112 Mitchell SL et al., 1995

frequenze (sotto 0,5 Hz) e alterazioni nella banda 0,5–2 Hz[113]: un controllo meno automatico, più affidato a strategie compensatorie lente. Il Romberg, invece, può essere solo moderatamente aumentato e non è il parametro che discrimina: il Parkinson non è una vestibolopatia, l'alterazione è centrale e riguarda l'organizzazione del movimento, non la dipendenza dalla vista.

Un aspetto clinicamente utile è che rigidità e instabilità possono convivere — oscillazioni ridotte da ipocinesia posturale nelle fasi iniziali, oscillazioni ampie in quelle avanzate — e questo ti ricorda ancora una volta che un'area contenuta può nascondere co-contrazione patologica e scarsa capacità adattativa. La stabilometria qui ha anche valore prognostico: oscillazioni medio-laterali aumentate, maggiore variabilità e velocità del CoP sono predittori indipendenti di caduta[114].

Il pattern tipico, quindi, mette insieme aumento di area e lunghezza, oscillazioni medio-laterali accentuate, alterazioni della dinamica in frequenza e inefficienza dei meccanismi anticipatori. Va sempre letto insieme allo stadio clinico (Hoehn & Yahr[115]), alla fase terapeutica (ON/OFF[116]) e all'eventuale freezing of gait[117]; l'esame andrebbe standardiz-

113 Maurer C et al., 2003

114 Frenklach A et al., 2009

115 Scala di Hoehn & Yahr: stadiazione clinica della malattia di Parkinson basata sulla distribuzione dei sintomi e sul grado di instabilità posturale (Hoehn & Yahr, 1967). Va dallo stadio 1 (sintomi unilaterali) allo stadio 5 (paziente non autonomo, costretto a letto o in carrozzina). Lo stadio 3 segna la comparsa dell'instabilità posturale con autonomia ancora conservata, ed è il momento in cui la valutazione stabilometrica assume maggiore rilevanza clinica.

116 Fasi ON/OFF: fluttuazioni motorie legate alla terapia dopaminergica nella malattia di Parkinson. La fase ON è il periodo in cui il farmaco è efficace e la motricità è relativamente controllata; la fase OFF è quella di ricomparsa o peggioramento dei sintomi (rigidità, bradicinesia, instabilità) quando l'effetto si esaurisce. La valutazione stabilometrica va sempre riferita alla fase in cui è eseguita — ON o OFF — perché i parametri variano sensibilmente, e il confronto nel tempo è attendibile solo a parità di condizione farmacologica.

117 Freezing of gait (congelamento della marcia): improvviso e transitorio blocco motorio in cui il paziente, pur volendo avanzare, non riesce a iniziare o proseguire il passo, con la sensazione di pie-

zato e, quando possibile, ripetuto in momenti diversi della terapia per cogliere la risposta dopaminergica. Non è una diagnosi — è una finestra funzionale sul deterioramento dei meccanismi automatici, preziosa nel monitoraggio dell'evoluzione clinica e nella valutazione del rischio di caduta.

---

di "incollati" al suolo. È tipico degli stadi avanzati della malattia di Parkinson, si accentua nella fase OFF, nei cambi di direzione e nel superamento di ostacoli o passaggi stretti, e rappresenta un fattore di rischio di caduta rilevante nella lettura dell'instabilità posturale.

CASO 20.1 · MALATTIA DI PARKINSON

Paziente G.C. · 68 a. · M

Anamnesi e quadro clinico

Maschio, 68 anni. Diagnosi di malattia di Parkinson idiopatica da 4 anni, Hoehn & Yahr 2. Terapia con L-DOPA, valutazione in fas ON. Lamenta rigidità assiale, bradicinesia e occasionali episodi di freezing alla rotazione. Nessuna storia di cadute nell'ultimo anno.

Parametri stabilometrici — bipodalica 30 s

Parametro	OA	OC	Range indic.	Flag
Lunghezza gomitolo (mm)	520	640	≈ 300-500	↑
Superficie ellisse (mm²)	380	480	≈ 100-250	↑
Velocità media (mm/s)	17,33	21,33	≈ 10-17	↑
Asse maggiore ellisse (mm)	24,07	26,75	—	—
RMS X / RMS Y (mm)	1,70 / 1,43	0,92 / 0,98	—	↑ AP
Dev. standard X / Y (mm)	3,45 / 3,09	5,17 / 3,20	—	↑ ML
X medio (centro ellisse, mm)	0,50	0,80	≈ 0 ± 5	—
Y medio (centro ellisse, mm)	-1,80	-2,40	≈ 0 ± 5	—

Indice di Romberg (OC/OA × 100)	Superficie: 126	Velocità: 123 — Lunghezza: 123

Tracciato CoP (schema ricostruito)

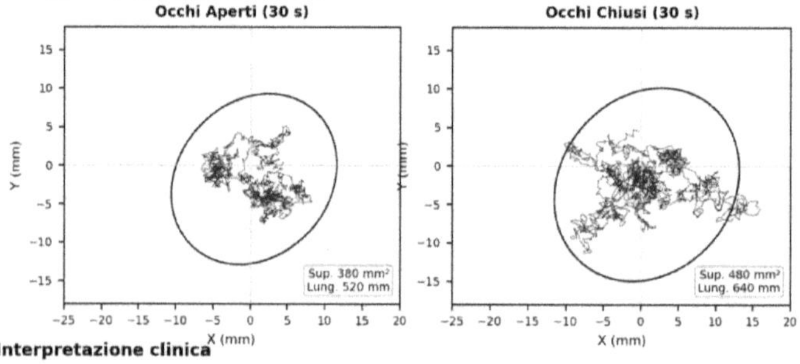

Interpretazione clinica

Pattern con aumento moderato di area e velocità, scarsa modulazione al passaggio OA→OC (RQ 126). Caratteristica del Parkins rigidità posturale con oscillazioni ridotte in ampiezza ma incremento dell'attività correttiva (velocità). L'indice di Romberg bass(riflette la ridotta capacità di integrare modifiche sensoriali, non la preservazione vestibolare. Profilo di rischio caduta da monitorare con valutazioni in ON/OFF.

→ *Capitolo 20.1 — Pattern stabilometrico e limiti interpretativi.*

20.2 SCLEROSI MULTIPLA

La Sclerosi Multipla è una patologia infiammatoria demielinizzante del sistema nervoso centrale che colpisce in modo variabile vie piramidali, cerebellari, vestibolari e sensitive. La compromissione multifocale altera profondamente l'integrazione sensori-motoria, con ripercussioni dirette sul controllo posturale.[118]

La stabilometria è particolarmente sensibile nel rilevare instabilità anche in pazienti con disabilità clinica lieve (EDSS basso[119]), consentendo una valutazione quantitativa delle alterazioni dell'equilibrio.[120]

Nella SM l'area del CoP è spesso significativamente aumentata, espressione di un controllo meno efficiente, e può comparire già nelle fasi iniziali, prima che emergano deficit clinici evidenti[121]; a occhi chiusi tende ad aumentare ancora, segno di una dipendenza visiva maggiore. La lunghezza del gomitolo, spesso aumentata, riflette il dispendio energetico e l'attivazione di strategie compensatorie volontarie che sostituiscono meccanismi automatici non più efficienti.

Un reperto frequente è l'incremento delle oscillazioni medio-laterali, soprattutto con coinvolgimento cerebellare: il cervelletto regola il controllo fine, e la sua compromissione porta instabilità direzionale e più variabilità[122]. Il Romberg tende a essere elevato, in particolare con deficit propriocettivi o interessamento delle colonne posteriori — togliendo la vista si smaschera la difficoltà a compensare il deficit sensitivo[123] — e in alcuni pazienti supera il 150%, segno di forte dipendenza visiva. Sul piano spettrale trovi un aumento delle basse frequenze e

118 Compston A, 2008

119 EDSS (Expanded Disability Status Scale): scala di riferimento per quantificare la disabilità nella sclerosi multipla (Kurtzke, 1983), da 0 (esame neurologico normale) a 10. Un EDSS basso (indicativamente ≤ 3-3,5) identifica pazienti autonomi nella deambulazione e con obiettività neurologica lieve o sfumata: è proprio in questa fascia che la stabilometria risulta più utile, perché può evidenziare deficit subclinici del controllo posturale non ancora rilevabili all'esame clinico.

120 Cameron MH et al., 2008

121 Cattaneo D, 2006

122 Fling BW, 2015

123 Karst GM et al., 2005

una maggiore dispersione, con incremento della variabilità nelle bande intermedie (0,5–2 Hz) nei quadri cerebellari.

Il tratto più caratteristico, però, è la variabilità: le oscillazioni cambiano con la fatica, con la temperatura corporea (fenomeno di Uhthoff[124]) e con la fase di malattia, tra recidiva e remissione — ed è qui che il monitoraggio longitudinale diventa prezioso, perché intercetta variazioni subcliniche nel tempo. Studi collegano l'aumento di area e velocità del CoP al rischio di caduta[125], dando all'esame anche valore prognostico. Il pattern mette insieme area e lunghezza aumentate, oscillazioni medio-laterali, Romberg elevato e marcata variabilità, ma non è mai univoco: la sede delle lesioni demielinizzanti disegna configurazioni diverse. Va letto insieme al quadro neurologico, all'EDSS, all'eventuale atassia e a un possibile deficit propriocettivo; nella SM la stabilometria misura in modo oggettivo l'alterazione dell'integrazione multisensoriale, e il suo valore è soprattutto funzionale e prognostico — quantifica l'instabilità, ne segue l'evoluzione, valuta l'efficacia degli interventi riabilitativi.

---

124 Fenomeno di Uhthoff: transitorio peggioramento dei sintomi neurologici nella sclerosi multipla in risposta a un aumento della temperatura corporea (sforzo fisico, febbre, ambiente caldo, doccia calda), dovuto al rallentamento della conduzione lungo le fibre demielinizzate. È reversibile con il ritorno alla temperatura basale. Rilevante in stabilometria perché una valutazione eseguita in queste condizioni può mostrare un peggioramento apparente del controllo posturale: conviene standardizzare temperatura e stato di affaticamento, ed evitare il test subito dopo l'attività fisica.

125 Sosnoff JJ et al., 2011

CASO 20.2 · SCLEROSI MULTIPLA Paziente F.D. · 39 a. · F

Anamnesi e quadro clinico

Donna, 39 anni. SM recidivante-remittente in terapia modificante da 3 anni, EDSS 3.0. Lesioni demielinizzanti periventricolari, cerebellari e pontine alla RM. Lamenta fatigue, instabilità in condizioni di riduzione dell'input visivo (corridoi scuri, discese).

Parametri stabilometrici — bipodalica 30 s

Parametro	OA	OC	Range indic.	Flag
Lunghezza gomitolo (mm)	620	920	≈ 300–500	↑↑
Superficie ellisse (mm²)	480	800	≈ 100–250	↑↑
Velocità media (mm/s)	20,67	30,67	≈ 10–17	↑↑
Asse maggiore ellisse (mm)	26,39	33,77	—	↑
RMS X / RMS Y (mm)	0,79 / 0,63	0,99 / 0,66	—	↑ ML
Dev. standard X / Y (mm)	3,13 / 3,61	7,72 / 7,96	—	↑ AP
X medio (centro ellisse, mm)	0,60	1,00	≈ 0 ± 5	—
Y medio (centro ellisse, mm)	-0,40	-0,80	≈ 0 ± 5	—

Indice di Romberg (OC/OA × 100)	**Superficie: 167**	**Velocità: 148 — Lunghezza: 148**

Tracciato CoP (schema ricostruito)

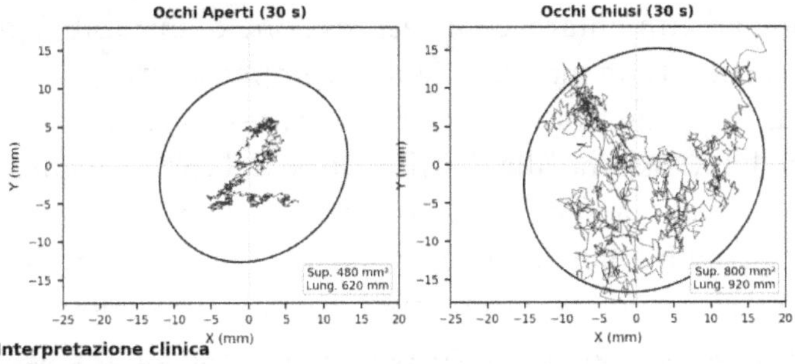

Interpretazione clinica

Pattern multisistemico con aumento significativo di area, lunghezza e velocità, peggioramento marcato ad occhi chiusi (RQ 167 Quadro coerente con coinvolgimento vestibolare-cerebellare-propriocettivo tipico della SM. L'elevata dipendenza visiva riflette compensazione su canali non colpiti dalla demielinizzazione. Utile monitoraggio longitudinale per quantificare progressione e risposta al trattamento riabilitativo.

→ *Capitolo 20.2 — Pattern stabilometrico e limiti interpretativi.*

20.3 STROKE - ICTUS CEREBRALE

L'ictus cerebrale è una delle principali cause di disabilità neurologica acquisita. Il danno ischemico o emorragico compromette variabilmente le vie motorie, sensitive e integrative corticali o sottocorticali, con ripercussioni dirette sul controllo posturale.[126]

Dal punto di vista stabilometrico, lo Stroke si caratterizza principalmente per asimmetria del carico, deviazione del COP e alterazione dell'integrazione sensori-motoria.

Il segno che domina è l'asimmetria di carico: il paziente scarica sull'arto sano e riduce l'appoggio sul paretico, e ne risultano una deviazione laterale del CoP, uno spostamento del baricentro verso il lato sano e un rettangolo dei gomitoli inclinato — un'asimmetria che spesso resta anche in fase cronica, nonostante il recupero motorio parziale[127]. Il CoP medio è tipicamente dislocato lateralmente, e l'entità della deviazione va di pari passo con il grado di deficit motorio, la presenza di neglect e la compromissione sensitiva.

L'area tende ad aumentare, come espressione di instabilità globale, ma in alcuni pazienti con marcata rigidità compensatoria può apparire contenuta pur in presenza di forte asimmetria — la conferma che l'area va sempre letta insieme alla distribuzione del carico. La lunghezza cresce, perché il sistema, senza una distribuzione simmetrica delle forze, attiva compensi inefficienti; e le oscillazioni medio-laterali risultano accentuate, un parametro strettamente legato al rischio di caduta[128] e alla compromissione delle vie corticospinali e degli aggiustamenti anticipatori. Il Romberg è moderatamente aumentato nei deficit sensitivi e relativamente conservato nei quadri prevalentemente motori, con un peggioramento netto a occhi chiusi quando sono coinvolte le vie somatosensitive posteriori.

Conviene distinguere due fasi: nell'acuto prevalgono asimmetria marcata, area elevata, lunghezza aumentata e deviazione netta del CoP; nel cronico l'asimmetria persiste, l'area può ridursi e restano compensi stabilizzanti inefficienti — ed è qui che la pedana documenta bene il

126 Genthon N et al., 2008
127 Marigold DS, 2006
128 Bonan IV et al., 2004

recupero nel tempo. Maggiore oscillazione medio-laterale, maggiore deviazione del CoP e aumento della velocità sono predittori indipendenti di caduta[129], così l'esame ha valore prognostico oltre che descrittivo. Il tratto distintivo, a differenza di Parkinson o SM dove prevale una disorganizzazione globale, è proprio l'asimmetria strutturale: la stabilometria ne dà una rappresentazione oggettiva, utile nella quantificazione del carico, nel monitoraggio riabilitativo e nella valutazione del rischio di caduta, e la lettura multi-parametrica — area, lunghezza, deviazione, velocità, distribuzione del carico — restituisce un quadro coerente con il danno neurologico.

129 Mansfield A et al., 2011

CASO 20.3 · ESITI DI STROKE Paziente L.E. · 71 a. · M

Anamnesi e quadro clinico

Maschio, 71 anni. Esiti di ictus ischemico della capsula interna destra avvenuto 7 mesi prima, con emiparesi sinistra in recuperı (MRC arto inferiore 4/5). Terapia riabilitativa in corso. Capacità di stazione eretta autonoma, deambulazione con appoggio saltu al bastone.

Parametri stabilometrici — bipodalica 30 s

Parametro	OA	OC	Range indic.	Flag
Lunghezza gomitolo (mm)	700	900	≈ 300-500	↑↑
Superficie ellisse (mm²)	550	750	≈ 100-250	↑↑
Velocità media (mm/s)	23,33	30,00	≈ 10-17	↑↑
Asse maggiore ellisse (mm)	32,54	37,09	—	↑
RMS X / RMS Y (mm)	1,14 / 1,25	0,60 / 0,44	—	↑ ML
Dev. standard X / Y (mm)	4,04 / 2,85	7,38 / 4,58	—	↑ ML
X medio (centro ellisse, mm)	-6,50	-8,00	≈ 0 ± 5	↑ lat
Y medio (centro ellisse, mm)	1,20	1,80	≈ 0 ± 5	—
Indice di Romberg (OC/OA × 100)	**Superficie: 136**		**Velocità: 128 — Lunghezza: 129**	

Tracciato CoP (schema ricostruito)

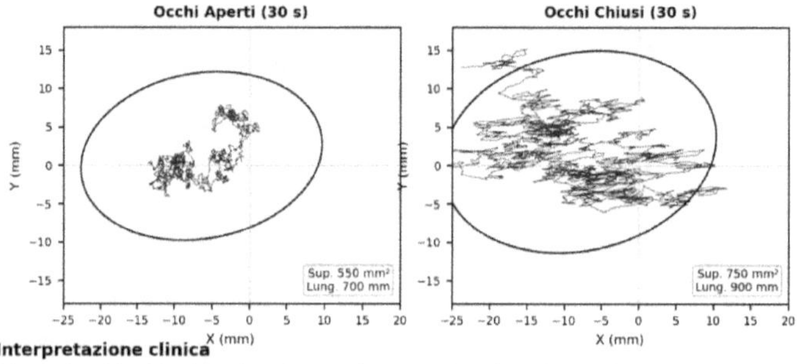

Interpretazione clinica

Pattern asimmetrico tipico dell'emiparesi post-stroke: marcata deviazione del centro ellisse verso il lato sano (X medio −6,5 / − mm), ad indicare trasferimento del carico sul lato non plegico. Aumento di area e velocità; la std X maggiore della std Y riflette il controllo laterale disorganizzato. Il profilo supporta interventi mirati al recupero del carico simmetrico e alla riduzione del rischio di caduta.

→ *Capitolo 20.3 — Pattern stabilometrico e limiti interpretativi.*

20.4 LESIONI CEREBELLARI

Il cervelletto coordina il movimento, regola il tono posturale, integra le informazioni sensori-motorie finemente. Le lesioni cerebellari — ischemiche, degenerative, neoplastiche, infiammatorie — compromettono la regolazione dinamica dell'equilibrio, producendo atassia, dismetria, instabilità posturale.

Dal punto di vista stabilometrico, le lesioni cerebellari producono uno dei pattern più caratteristici e riconoscibili, perché il deficit non riguarda un singolo recettore sensoriale, ma il sistema di coordinazione centrale che modula tutte le informazioni afferenti.[130]

Il reperto più costante è un marcato aumento dell'area: l'ellisse è ampia, spesso irregolare, con entrambi i semiassi cresciuti. A differenza delle vestibolopatie, qui l'instabilità non ha una direzione preferita — è globale e multidirezionale[131]. La lunghezza del gomitolo è di solito molto aumentata, indice di elevato dispendio: il soggetto cerebellare non riesce a stabilizzare il centro di massa con micro-aggiustamenti coordinati, e il tracciato diventa ampio, disorganizzato, variabile.

Le oscillazioni crescono sia sul piano antero-posteriore sia sul medio-laterale, senza predominanza netta — ed è questo che distingue il cerebellare dalle vestibolopatie, prevalentemente medio-laterali, e dallo Stroke emiparetico, dominato dall'asimmetria. Il segno più caratteristico è l'elevata variabilità: lo statokinesigramma appare ampio e irregolare, con traiettorie non lineari e continui cambi di direzione, riflesso della perdita di previsione e correzione fine del movimento — il feedforward e il feedback cerebellari. Il Romberg qui inganna: può essere lievemente o moderatamente aumentato, o quasi normale, perché il deficit non è sensoriale ma di coordinazione; l'instabilità è evidente già a occhi aperti e la chiusura degli occhi non la peggiora in proporzione, ed è proprio questo a differenziarlo da neuropatie e vestibolopatie. Sul piano spettrale trovi dispersione, aumento della potenza su più bande e assenza di un pattern dominante: un'oscillazione meno "organizzata" che altrove.

Vale la pena distinguere le sedi: le lesioni del verme danno instabi-

---

130 Morton SM, 2004

131 Ilg W et al., 2007

lità assiale marcata, oscillazioni medio-laterali accentuate e un'ampia area — ed è il verme a essere più legato all'instabilità posturale pura — mentre le lesioni emisferiche portano una possibile lateralizzazione del CoP e più variabilità direzionale. Il rischio di caduta è elevato, correlato all'ampia area, all'elevata velocità del CoP e alla grande variabilità del tracciato[132]. Il dato che conta non è la direzione dell'instabilità, ma la disorganizzazione globale del controllo: un pattern tra i più espressivi in stabilometria, da leggere insieme ai segni di atassia, alla dismetria agli arti superiori, alla disartria e all'imaging. Pur non essendo un esame eziologico, quantifica in modo oggettivo l'instabilità cerebellare e consente il monitoraggio dell'evoluzione clinica e dell'efficacia del trattamento riabilitativo.

---

132 Stolze H et al., 2002

CASO 20.4 · LESIONI CEREBELLARI Paziente E.V. · 54 a. · F

Anamnesi e quadro clinico

Donna, 54 anni. Atassia cerebellare cronica da esiti di sindrome post-infettiva paraneoplastica, diagnosi 2 anni prima. RM: atrof vermiana e cerebellare bilaterale. Deambulazione a base allargata, dismetria agli arti superiori, disartria lieve. Nessun coinvolgimento piramidale.

Parametri stabilometrici — bipodalica 30 s

Parametro	OA	OC	Range indic.	Flag
Lunghezza gomitolo (mm)	890	1120	≈ 300–500	↑↑
Superficie ellisse (mm²)	920	1350	≈ 100–250	↑↑
Velocità media (mm/s)	29,67	37,33	≈ 10–17	↑↑
Asse maggiore ellisse (mm)	42,10	48,90	—	↑
RMS X / RMS Y (mm)	2,22 / 2,10	2,71 / 2,58	—	↑ ML
Dev. standard X / Y (mm)	6,32 / 5,94	7,88 / 7,14	—	↑ ML
X medio (centro ellisse, mm)	-0,80	-1,10	≈ 0 ± 5	—
Y medio (centro ellisse, mm)	0,40	0,60	≈ 0 ± 5	—

Indice di Romberg (OC/OA × 100)	**Superficie: 147**	**Velocità: 126 — Lunghezza: 126**

Tracciato CoP (schema ricostruito)

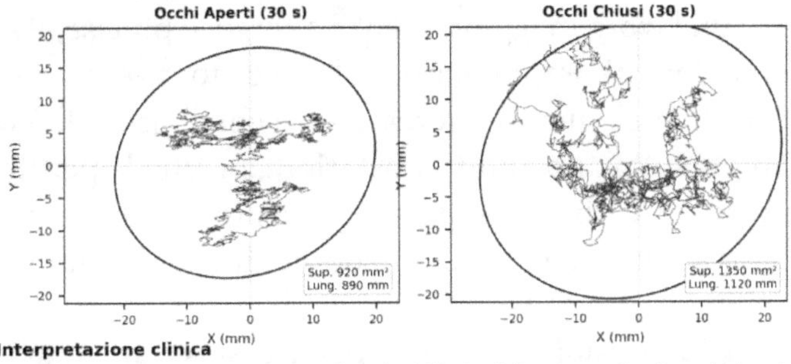

Interpretazione clinica

Pattern tipico della disfunzione cerebellare: oscillazioni multidirezionali di ampia escursione (aumento simmetrico std X e Y) cor elevata variabilità del tracciato. RQ superficie 147 moderatamente elevato. A differenza delle vestibolopatie, le oscillazioni non sono prevalentemente medio-laterali ma distribuite sui due piani. Il cervelletto non controlla una specifica direzione ma la coordinazione fine del controllo posturale nel suo complesso.

→ *Capitolo 20.4 — Pattern stabilometrico e limiti interpretativi.*

20.5 NEUROPATIE PERIFERICHE

Le neuropatie periferiche, soprattutto quelle a prevalente interessamento sensitivo (neuropatia diabetica, neuropatie assonali o demielinizzanti), compromettono la trasmissione delle informazioni somatosensoriali dagli arti inferiori.

La perdita della sensibilità propriocettiva interferisce direttamente con il controllo posturale, perché il sistema tonico-posturale usa le afferenze plantari, articolari e muscolari per modulare continuamente la posizione del centro di massa.[133]

Dal punto di vista stabilometrico, le neuropatie producono un pattern caratteristico di instabilità con marcata dipendenza visiva.

Qui il tratto dominante è la dipendenza visiva. L'area aumenta soprattutto a occhi chiusi, perché la perdita dell'informazione propriocettiva rende il sistema instabile appena viene meno il compenso della vista[134]; a occhi aperti, invece, può risultare solo moderatamente aumentata, proprio grazie al reclutamento visivo. La lunghezza cresce spesso, segno di un lavoro maggiore: senza afferenze precise, il sistema corregge con movimenti ampi e lenti, e il tracciato diventa più lungo e meno efficiente. Un elemento interessante è che l'instabilità tende a essere più marcata sul piano antero-posteriore, perché la perdita delle informazioni plantari e tibio-tarsiche colpisce proprio il controllo fine dell'oscillazione sagittale, che è il piano dominante della stabilità[135].

Il parametro più sensibile è il Romberg: osservi un marcato aumento dell'area a occhi chiusi e un valore superiore al 150%, a volte molto di più — un quadro altamente suggestivo di compromissione propriocettiva, perché mostra quanto il sistema dipenda dalla vista per compensare il deficit somatosensoriale. Sul piano spettrale trovi un aumento delle basse frequenze, oscillazioni lente e ampie e una scarsa stabilizzazione del segnale: non ricevendo informazioni precise dalla periferia, il controllo usa correzioni più grossolane. È utile graduare la gravità: nella forma lieve l'area è moderatamente aumentata, il Romberg è già significativamente elevato e le oscillazioni restano controlla-

133 Simoneau GG et al., 1994
134 Richardson JK, 1996
135 Lafond D et al., 2004

te a occhi aperti; nella forma severa l'area è molto aumentata, l'instabilità a occhi chiusi è marcata e talvolta il paziente non riesce a stare in piedi — in alcuni casi avanzati la prova a occhi chiusi non è nemmeno eseguibile, per rischio di caduta.

Il rischio di caduta è elevato, correlato all'incremento dell'area, all'elevato Romberg e all'aumento della velocità del CoP[136]. Il pattern tipico — aumento dell'area soprattutto a occhi chiusi, incremento della lunghezza, oscillazioni prevalentemente antero-posteriori e Romberg marcatamente elevato — si distingue dalle vestibolopatie proprio nella dinamica a occhi chiusi: nelle neuropatie l'instabilità esplode togliendo la vista, nelle vestibolopatie è già evidente a occhi aperti. L'integrazione con l'esame neurologico, la sensibilità vibratoria, il Romberg clinico e l'esame elettrofisiologico è indispensabile per l'inquadramento. Le neuropatie periferiche restano il modello classico di deficit propriocettivo: la stabilometria non sostituisce l'esame neurologico, ma ne dà una misura oggettiva e quantitativa della compromissione funzionale dell'equilibrio.

136 Menz HB et al., 2004

CASO 20.5 · NEUROPATIE PERIFERICHE Paziente C.Z. · 65 a. · M

Anamnesi e quadro clinico

Maschio, 65 anni. Polineuropatia sensitivo-motoria a prevalente componente sensitiva, in diabete mellito di tipo 2 da 15 anni. Ipoestesia a calzino bilaterale, riflessi achillei assenti, EMG compatibile. Instabilità marcata al buio e su superfici irregolari.

Parametri stabilometrici — bipodalica 30 s

Parametro	OA	OC	Range indic.	Flag
Lunghezza gomitolo (mm)	580	1050	≈ 300-500	↑↑
Superficie ellisse (mm²)	400	900	≈ 100-250	↑↑
Velocità media (mm/s)	19,33	35,00	≈ 10-17	↑↑
Asse maggiore ellisse (mm)	24,25	36,14	—	—
RMS X / RMS Y (mm)	1,21 / 1,53	1,42 / 1,05	—	↑ ML
Dev. standard X / Y (mm)	4,03 / 2,95	6,14 / 5,23	—	↑ ML
X medio (centro ellisse, mm)	0,40	0,80	≈ 0 ± 5	—
Y medio (centro ellisse, mm)	0,80	1,60	≈ 0 ± 5	—
Indice di Romberg (OC/OA × 100)	**Superficie: 225**		**Velocità: 181 — Lunghezza: 181**	

Tracciato CoP (schema ricostruito)

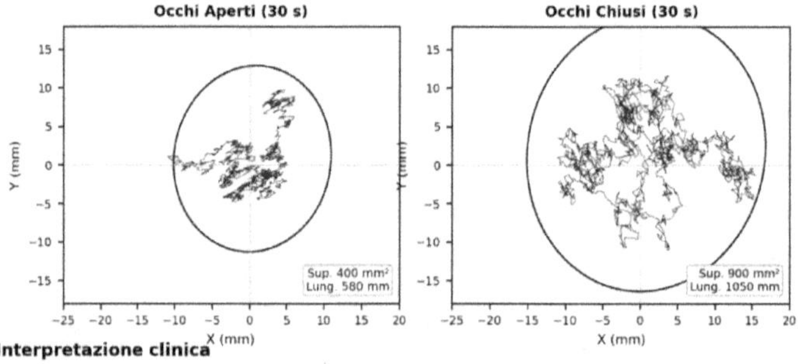

Interpretazione clinica

Pattern dimostrativo della deprivazione propriocettiva: parametri relativamente contenuti ad occhi aperti (compenso visivo-vestibolare efficace), drammatico peggioramento in chiusura oculare con RQ superficie 225 — valore tra i più alti osservati in clinica stabilometrica. L'incremento sproporzionato di lunghezza e velocità ad OC riflette il crollo del controllo posturale quandc viene meno l'input visivo. Profilo ad alto rischio caduta in condizioni di illuminazione ridotta.

→ *Capitolo 20.5 — Pattern stabilometrico e limiti interpretativi.*

20.6 CONCUSSIONE SPORTIVA

La concussione sportiva (mild traumatic brain injury, mTBI) è una forma di trauma cranico lieve caratterizzata da alterazioni funzionali transitorie del sistema nervoso centrale, spesso senza evidenti lesioni strutturali all'imaging convenzionale.

Nonostante la natura "lieve", la concussione determina una perturbazione temporanea dell'integrazione sensori-motoria, con alterazioni del controllo posturale anche in soggetti clinicamente asintomatici. La stabilometria è particolarmente sensibile nel rilevare queste alterazioni nelle fasi precoci post-trauma.

Nei giorni dopo il trauma l'area del CoP è spesso aumentata, con un'instabilità globale e non direzionale che riflette una temporanea disorganizzazione centrale dell'integrazione multisensoriale[137]; tende a normalizzarsi in giorni o settimane, ma può persistere nella post-concussion syndrome. La lunghezza cresce, segno di un controllo meno efficiente e più variabile, con difficoltà nella modulazione fine; le oscillazioni medio-laterali possono aumentare — un parametro legato all'instabilità dinamica — anche se qui il pattern non è costante come nelle vestibolopatie. Il Romberg può essere moderatamente aumentato, e in alcuni soggetti la chiusura degli occhi peggiora nettamente l'instabilità, segno di ridotta capacità di compenso sensoriale, mentre lo spettro mostra maggiore variabilità, dispersione e alterazione delle basse frequenze.

L'aspetto più rilevante, e clinicamente più delicato, è che l'instabilità stabilometrica può persistere anche quando i sintomi soggettivi sono minimi, i test neurologici standard sono negativi e l'atleta si dice "recuperato": è qui che l'esame diventa utile nella decisione sul ritorno allo sport[138]. Nei traumi ripetuti si osservano un aumento persistente dell'area, più variabilità del CoP e un ritardo nella normalizzazione, con un'alterazione centrale via via più duratura. Il pattern — aumento transitorio dell'area, incremento della lunghezza, variabilità del tracciato e possibile aumento del Romberg — a differenza delle degenerative è spesso reversibile, e va letto insieme alla valutazione neurocognitiva, alla sintomatologia, ai test vestibolari e alla valutazione dinamica

137 Slobounov S, 2006
138 Broglio SP et al., 2009

dell'equilibrio. La concussione è un modello di disorganizzazione funzionale transitoria: la pedana ne rileva le alterazioni subcliniche e può supportare il monitoraggio del recupero.

CASO 20.6 · CONCUSSIONE SPORTIVA Paziente D.R. · 24 a. · M

Anamnesi e quadro clinico

Maschio, 24 anni, calciatore semi-professionista. Trauma cranico minore con breve perdita di coscienza durante partita 12 giorr prima. Cefalea, leggere difficoltà di concentrazione, instabilità soggettiva nei cambi di direzione. Imaging negativo per lesioni strutturali.

Parametri stabilometrici — bipodalica 30 s

Parametro	OA	OC	Range indic.	Flag
Lunghezza gomitolo (mm)	490	620	≈ 300–500	—
Superficie ellisse (mm²)	340	480	≈ 100–250	↑
Velocità media (mm/s)	16,33	20,67	≈ 10–17	—
Asse maggiore ellisse (mm)	22,77	26,75	—	—
RMS X / RMS Y (mm)	0,41 / 0,41	1,35 / 1,51	—	↑ AP
Dev. standard X / Y (mm)	4,17 / 2,65	5,09 / 5,40	—	↑ AP
X medio (centro ellisse, mm)	0,60	0,80	≈ 0 ± 5	—
Y medio (centro ellisse, mm)	0,20	0,40	≈ 0 ± 5	—
Indice di Romberg (OC/OA × 100)	**Superficie: 141**		**Velocità: 127 — Lunghezza: 127**	

Tracciato CoP (schema ricostruito)

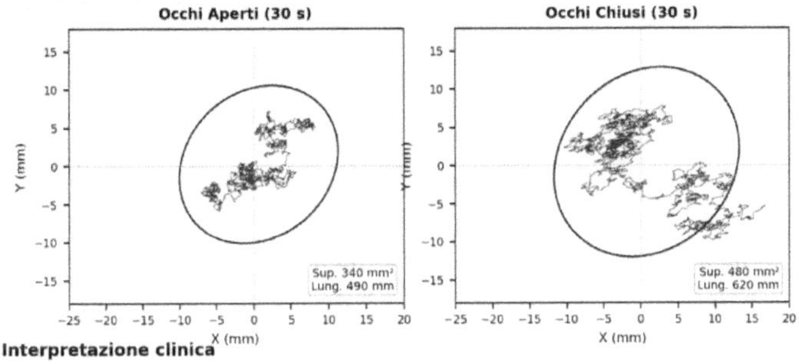

Interpretazione clinica

Pattern stabilometrico moderatamente alterato in soggetto giovane: valori assoluti relativamente bassi ma RQ superficie 141 anormalmente elevato per l'età. Alterazione sub-clinica del controllo posturale coerente con concussione cerebrale minore. Nel gestione del return-to-play la stabilometria fornisce un parametro oggettivo di recupero, utile per evitare rientri prematuri con persistente disfunzione vestibolo-cerebellare.

→ *Capitolo 20.6 — Pattern stabilometrico e limiti interpretativi.*

CAPITOLO 21
DOLORE MUSCOLO-SCHELETRICO

21.1 LOMBALGIA CRONICA

La lombalgia cronica è una delle principali cause di disabilità nel mondo occidentale. Non è solo dolore persistente: è una riorganizzazione profonda del controllo motorio e dell'organizzazione posturale.

Negli ultimi decenni la letteratura ha dimostrato che il dolore cronico modifica i meccanismi centrali di integrazione sensori-motoria, determinando una riorganizzazione del controllo posturale che la stabilometria può oggettivare.[139]

Ricorda: la stabilometria non misura il dolore. Misura gli adattamenti neuromuscolari che il corpo fa per proteggere una regione infiammata.

Nella lombalgia cronica l'area del CoP è di solito aumentata, e in genere più a occhi chiusi: segno di una maggiore dipendenza visiva e di un sistema propriocettivo lombare meno affidabile[140], perché il dolore altera l'accuratezza delle afferenze dei paravertebrali e delle articolazioni intervertebrali. La lunghezza cresce spesso, perché il sistema ricorre alla co-contrazione per "proteggere" il segmento lombare — una strategia che protegge ma costa, meno efficiente e più variabile. Sul piano sagittale, in particolare, l'alterazione è predominante: coerente con il ruolo del rachide lombare nel controllo antero-posteriore, dove la rigidità o l'inibizione dei muscoli profondi (trasverso, multifido) compromette la modulazione fine[141].

Attenzione a un dato controintuitivo: in alcuni pazienti l'area o la variabilità del CoP appaiono ridotte. Non è più stabilità — è una co-contrazione protettiva che irrigidisce il sistema per minimizzare il dolore, a scapito della capacità di adattarsi. E il problema non è solo perifer-

139 Ruhe A, 2011
140 Mok NW, 2004
141 Hodges PW, 1996

co: studi di neuroimaging mostrano modificazioni corticali e una rappresentazione somatosensoriale alterata del rachide lombare[142], che la pedana intercetta come alterazione del controllo automatico — ritardo negli aggiustamenti anticipatori, più co-contrazione, integrazione propriocettiva meno precisa. Il Romberg può essere moderatamente aumentato, in linea con l'idea che il dolore degradi la qualità dell'informazione somatosensoriale lombare.

Un aspetto prognostico: alcune di queste alterazioni persistono anche dopo la remissione del dolore acuto, segno di una riorganizzazione motoria stabile[143] — ed è per questo che la pedana ha un ruolo nel monitoraggio del recupero funzionale. Il pattern può quindi comprendere aumento di area e lunghezza, alterazione prevalente antero-posteriore, possibile aumento del Romberg e strategie di rigidità compensatoria; ma va sempre letto nel contesto — intensità e durata del dolore, paura del movimento (kinesiofobia), livello di attività fisica. La lombalgia cronica è il modello dell'alterazione posturale indotta dal dolore: la stabilometria non ne trova la causa, ma quantifica gli adattamenti neuromuscolari e la riorganizzazione del sistema tonico-posturale.

142 Flor H., 2003
143 Tsao H., 2010

CASO 21.1 · LOMBALGIA CRONICA — Paziente V.R. · 47 a. · F

Anamnesi e quadro clinico

Donna, 47 anni. Lombalgia cronica non-specifica da oltre 2 anni, NRS 5-7/10 variabile. Impiegata (lavoro seduto). RM: protrusio L4-L5 non compressiva. Limitazione funzionale moderata (ODI 38%). Kinesiofobia.

Parametri stabilometrici — bipodalica 30 s

Parametro	OA	OC	Range indic.	Flag
Lunghezza gomitolo (mm)	480	580	≈ 300-500	—
Superficie ellisse (mm²)	310	420	≈ 100-250	↑
Velocità media (mm/s)	16,00	19,33	≈ 10-17	—
Asse maggiore ellisse (mm)	22,21	25,62	—	—
RMS X / RMS Y (mm)	1,00 / 0,94	0,52 / 0,32	—	↑ ML
Dev. standard X / Y (mm)	2,90 / 3,00	3,29 / 4,65	—	↑ AP
X medio (centro ellisse, mm)	0,30	0,60	≈ 0 ± 5	—
Y medio (centro ellisse, mm)	1,40	2,00	≈ 0 ± 5	—
Indice di Romberg (OC/OA × 100)	**Superficie: 135**		**Velocità: 121 — Lunghezza: 121**	

Tracciato CoP (schema ricostruito)

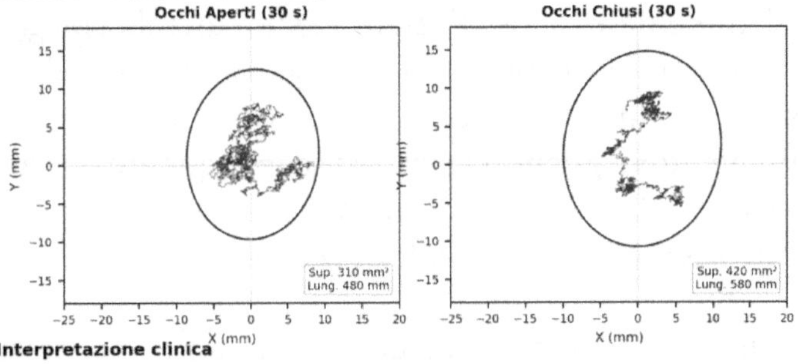

Interpretazione clinica

Pattern modesto ma caratteristico: lieve deviazione antero-posteriore del carico, oscillazioni medio-laterali superiori alla norma per età. RQ superficie 135. Il dolore cronico modifica la strategia posturale attraverso co-contrazione muscolare tonica e alterazione dello schema corporeo: il pattern è più espressione del sistema di controllo centrale che di una lesione strutturale specifica. Utile come baseline per terapia multimodale.

→ *Capitolo 21.1 — Pattern stabilometrico e limiti interpretativi.*

21.2 CERVICALGIA

La cervicalgia cronica è estremamente frequente, spesso accompagnata da rigidità muscolare, dolore persistente, cefalea tensiva, alterazioni propriocettive.

Dal punto di vista neurofisiologico, il rachide cervicale ha un ruolo centrale nel controllo posturale, perché integra informazioni provenienti dai fusi neuromuscolari dei muscoli suboccipitali, dai recettori articolari zigoapofisari, dal sistema vestibolare, dal sistema visivo.

La regione cervicale è un nodo di integrazione sensori-motoria tra capo e tronco. Quando il dolore altera la qualità delle afferenze cervicali, il sistema tonico-posturale manifesta modificazioni stabilometriche misurabili.[144]

Nella cervicalgia cronica l'area del CoP è spesso aumentata, e più evidente a occhi chiusi: segno di un'integrazione propriocettiva cervicale compromessa[145]. La lunghezza cresce, perché il dolore induce co-contrazione e rigidità difensiva, con la solita perdita di efficienza; e in molti casi aumentano le oscillazioni medio-laterali, spiegabili col ruolo dei muscoli cervicali profondi nel controllo fine dell'orientamento del capo e, di riflesso, dell'asse corporeo[146]. Il Romberg è moderatamente aumentato: togliendo la vista si scopre quanto il sistema fatichi a compensare il deficit propriocettivo cervicale, che normalmente contribuisce all'orientamento spaziale del capo.

C'è però un livello più profondo. Studi recenti mostrano, nella cervicalgia cronica, alterazioni della rappresentazione corticale e della precisione propriocettiva del collo[147]: errori di riposizionamento del capo, un senso di posizione cervicale meno affidabile, aggiustamenti anticipatori disorganizzati — che la pedana intercetta come aumento della variabilità del CoP. Di fronte a questo, il sistema si appoggia di più alla vista per stabilizzare il capo nello spazio, e ne derivano un peggioramento a occhi chiusi, un Romberg più alto e oscillazioni più ampie in deprivazione visiva. Conviene distinguere due volti: la cervicalgia mec-

144 Treleaven J., 2008
145 Karlberg M et al., 1996
146 Vuillerme N, 2009
147 Sterling M et al., 2003

canica, con rigidità segmentaria, co-contrazione difensiva e oscillazioni ridotte ma poco adattabili, e quella funzionale o propriocettiva, con area aumentata, più variabilità e forte dipendenza visiva — il pattern cambia secondo il meccanismo prevalente.

Nessuno di questi parametri è patognomonico: il valore dell'esame nasce dall'integrazione con la valutazione del repositioning cervicale, i test vestibolo-cervicali, la presenza di cefalea ed eventuali disturbi dell'equilibrio riferiti. La cervicalgia cronica è un modello di alterazione propriocettiva segmentaria con ripercussioni sull'equilibrio globale: la stabilometria consente di oggettivare le modificazioni del controllo posturale indotte dal dolore cervicale e può supportare il monitoraggio riabilitativo.

CASO 21.2 · CERVICALGIA CRONICA Paziente P.C. · 52 a. · F

Anamnesi e quadro clinico

Donna, 52 anni. Cervicalgia cronica non traumatica da 3 anni, impiegata videoterminalista. NRS medio 4-6/10, peggiorato alla f della giornata lavorativa. Limitazione rotatoria simmetrica, contrattura trapezi superiori.

Parametri stabilometrici — bipodalica 30 s

Parametro	OA	OC	Range indic.	Flag
Lunghezza gomitolo (mm)	440	550	≈ 300–500	—
Superficie ellisse (mm²)	260	350	≈ 100–250	↑
Velocità media (mm/s)	14,67	18,33	≈ 10–17	—
Asse maggiore ellisse (mm)	20,54	23,60	—	—
RMS X / RMS Y (mm)	0,66 / 0,57	1,12 / 0,83	—	↑ ML
Dev. standard X / Y (mm)	2,11 / 1,67	3,45 / 2,09	—	↑ ML
X medio (centro ellisse, mm)	0,60	0,80	≈ 0 ± 5	—
Y medio (centro ellisse, mm)	0,80	1,20	≈ 0 ± 5	—
Indice di Romberg (OC/OA × 100)	**Superficie: 135**		**Velocità: 125 — Lunghezza: 125**	

Tracciato CoP (schema ricostruito)

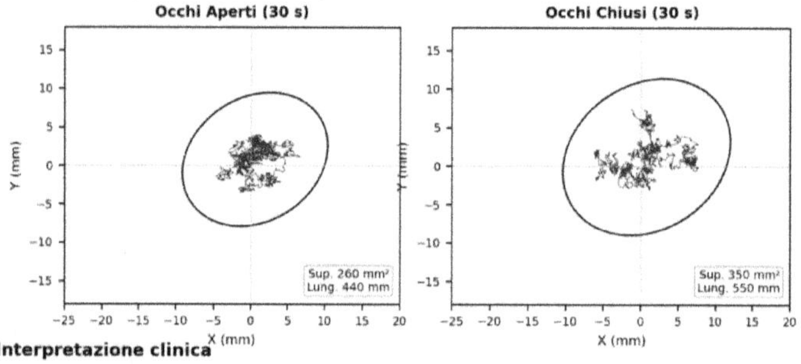

Interpretazione clinica

Pattern lieve con oscillazioni medio-laterali leggermente aumentate e contenuto incremento RQ. Coerente con il ruolo del rachi cervicale nel controllo posturale: i recettori cervicali contribuiscono alla stabilizzazione, e la disfunzione cronica del segmento altera il pattern stabilometrico in modo proporzionale. Utile indice Interferenza Cervicale per quantificare il contributo specifico cervicale all'instabilità.

→ *Capitolo 21.2 — Pattern stabilometrico e limiti interpretativi.*

21.3 WHIPLASH - TRAUMA DISTORSIVO CERVICALE

Il whiplash, o trauma distorsivo cervicale, è una lesione da accelerazione-decelerazione che coinvolge le strutture muscolari, capsulo-legamentose e propriocettive del rachide cervicale.

A differenza della cervicalgia meccanica cronica, nel whiplash si osserva frequentemente una compromissione sensori-motoria più marcata, legata all'alterazione delle afferenze cervicali profonde e alla loro integrazione con il sistema vestibolare e visivo.[148]

Dal punto di vista stabilometrico, il whiplash produce un pattern più evidente e persistente rispetto alla semplice cervicalgia.

Rispetto alla cervicalgia comune, il whiplash lascia un'impronta più netta e più persistente. L'area del CoP è significativamente aumentata, soprattutto nelle forme croniche (i Whiplash Associated Disorders, WAD): l'instabilità è spesso presente già a occhi aperti e peggiora nettamente a occhi chiusi[149]. La lunghezza cresce, con strategie compensatorie inefficaci e più variabilità del tracciato, e le oscillazioni medio-laterali aumentano — è il rachide cervicale, con il suo ruolo nel coordinamento capo-tronco, a perdere precisione propriocettiva e a destabilizzare l'asse corporeo. Il Romberg è spesso elevato, a volte molto sopra la norma, segno di un'importante disorganizzazione dell'integrazione multisensoriale.

Nel whiplash ritrovi con frequenza un deficit di repositioning cervicale, un'alterata coordinazione oculo-cervicale e modificazioni dei riflessi cervico-collici, che si traducono in maggiore variabilità del CoP e minore stabilità globale[150]. L'aspetto clinicamente più rilevante è che queste alterazioni possono restare anche dopo la risoluzione del dolore acuto: nei WAD cronici l'area resta aumentata, la lunghezza elevata, la dipendenza visiva marcata — segno di una riorganizzazione centrale del controllo. È qui la differenza con la cervicalgia meccanica: il meccanismo è più complesso, con un coinvolgimento vestibolo-cervicale che va oltre la semplice rigidità. Il pattern — aumento di area e lunghezza, oscillazioni medio-laterali, Romberg elevato, alta variabilità — va in-

148 Sterling M., 2004
149 Treleaven J, 2003
150 Revel M, 1991

tegrato con il test di repositioning, la valutazione vestibolo-cervicale, l'eventuale vertigine o instabilità riferita e la scala WAD. È un modello di alterazione sensori-motoria cervicale con ripercussioni globali, che la stabilometria oggettiva, monitora nel tempo e può supportare il percorso riabilitativo.

CASO 21.3 · WHIPLASH CERVICALE — Paziente L.M. · 34 a. · F

Anamnesi e quadro clinico

Donna, 34 anni. Trauma distorsivo cervicale (colpo di frusta) 4 mesi prima in incidente stradale da tamponamento. Sintomi persistenti: cervicalgia, cefalea occipitale, vertigini aspecifiche, disturbi dell'equilibrio. Imaging negativo.

Parametri stabilometrici — bipodalica 30 s

Parametro	OA	OC	Range indic.	Flag
Lunghezza gomitolo (mm)	550	700	≈ 300–500	↑
Superficie ellisse (mm²)	400	560	≈ 100–250	↑
Velocità media (mm/s)	18,33	23,33	≈ 10–17	↑
Asse maggiore ellisse (mm)	25,89	30,15	—	↑
RMS X / RMS Y (mm)	0,41 / 0,29	0,99 / 0,87	—	↑ ML
Dev. standard X / Y (mm)	3,90 / 2,76	6,33 / 4,07	—	↑ ML
X medio (centro ellisse, mm)	1,20	1,80	≈ 0 ± 5	—
Y medio (centro ellisse, mm)	0,60	1,00	≈ 0 ± 5	—

Indice di Romberg (OC/OA × 100)	**Superficie: 140**	**Velocità: 127 — Lunghezza: 127**

Tracciato CoP (schema ricostruito)

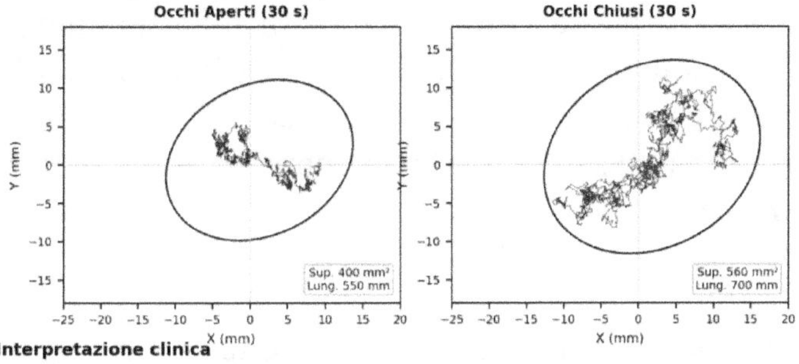

Interpretazione clinica

Pattern con aumento di area e velocità, RQ superficie 140. Il quadro integra una componente vestibolare (irritazione propriocet e vestibolare secondaria al trauma) e una componente muscolo-scheletrica cronica. Tipico del whiplash in fase post-acuta: la stabilometria oggettivizza l'instabilità percepita e guida il ragionamento differenziale tra whiplash puro e componente vestibola sottostante.

→ *Capitolo 21.3 — Pattern stabilometrico e limiti interpretativi.*

21.4 DOLORE E DISFUNZIONI TEMPORO-MANDIBOLARI

Le disfunzioni temporo-mandibolari (TMD – Temporomandibular Disorders) comprendono un insieme eterogeneo di condizioni che interessano l'articolazione temporo-mandibolare, la muscolatura masticatoria e le strutture correlate. Si manifestano con dolore, limitazione funzionale, click articolari, alterazioni occlusali, disordini miofasciali.

Dal punto di vista neurofisiologico, il sistema stomatognatico rappresenta un'importante componente dell'integrazione posturale. L'articolazione temporo-mandibolare e la muscolatura masticatoria sono strettamente connesse al sistema cervicale superiore e ai nuclei vestibolari, attraverso reti neuromotorie complesse.

Alterazioni funzionali o algiche di questo distretto si ripercuotono sul controllo tonico-posturale globale.[151]

Nelle TMD l'area del CoP tende ad aumentare, soprattutto in chiusura mandibolare forzata o in presenza di dolore miofasciale attivo[152]; la lunghezza cresce, perché il dolore masticatorio induce co-contrazione e altera il tono cervicale, con ripercussioni sulla stabilità globale. Ricorre anche un aumento delle oscillazioni medio-laterali, spiegabile con la stretta relazione tra sistema stomatognatico, muscolatura suboccipitale e controllo dell'asse: un bilanciamento mandibolare alterato modifica il tono cervicale superiore e, indirettamente, la tenuta laterale del CoP.

Sul ruolo dell'occlusione conviene essere onesti: alcuni studi mostrano che bite o rialzi occlusali temporanei modificano i parametri, ma la letteratura non è concorde — in alcuni soggetti area e lunghezza migliorano, in altri non cambia nulla[153]. Il che suggerisce una regola prudente: il sistema stomatognatico influisce sul controllo posturale solo quando c'è una reale interferenza funzionale o dolorosa. Il Romberg può essere moderatamente alterato, ma non è specifico: qui il sistema stomatognatico agisce da modulatore del tono cervicale, non da recettore primario dell'equilibrio. Il dolore cronico masticatorio, del resto, può aumentare la co-contrazione cervicale, modificare l'attiva-

151 Michelotti A et al., 2011
152 Perinetti G., 2006
153 Baldini A, 2013

zione suboccipitale e alterare l'integrazione cervico-mandibolare[154], e la pedana lo intercetta come maggiore variabilità e lunghezza del tracciato.

Il pattern — aumento di area e lunghezza, oscillazioni medio-laterali, variabilità — non ha nulla di patognomonico, e va integrato con la valutazione gnatologica, il dolore miofasciale, l'analisi occlusale e i test cervicali associati. Le disfunzioni temporo-mandibolari influenzano la postura attraverso meccanismi complessi del sistema cervico-cranio-mandibolare: la stabilometria può oggettivare eventuali interferenze funzionali, ma deve essere interpretata in un'ottica integrata e multidisciplinare.

154 Armijo-Olivo S et al., 2011

CASO 21.4 · DISFUNZIONE TEMPORO-MANDIBOLARE Paziente M.F. · 38 a. · F

Anamnesi e quadro clinico

Donna, 38 anni. Dolore facciale unilaterale destro, click articolare all'apertura, limitazione dell'apertura boccale (32 mm) con deviazione omolaterale. Bruxismo notturno documentato. Cefalea tensiva frequente.

Parametri stabilometrici — bipodalica 30 s

Parametro	OA	OC	Range indic.	Flag
Lunghezza gomitolo (mm)	420	500	≈ 300–500	—
Superficie ellisse (mm²)	250	320	≈ 100–250	—
Velocità media (mm/s)	14,00	16,67	≈ 10–17	—
Asse maggiore ellisse (mm)	19,77	22,09	—	—
RMS X / RMS Y (mm)	1,23 / 0,84	0,69 / 0,53	—	↑ ML
Dev. standard X / Y (mm)	2,07 / 2,98	2,30 / 3,42	—	↑ AP
X medio (centro ellisse, mm)	0,80	1,00	≈ 0 ± 5	—
Y medio (centro ellisse, mm)	0,40	0,60	≈ 0 ± 5	—
Indice di Romberg (OC/OA × 100)	**Superficie: 128**		**Velocità: 119 — Lunghezza: 119**	

Tracciato CoP (schema ricostruito)

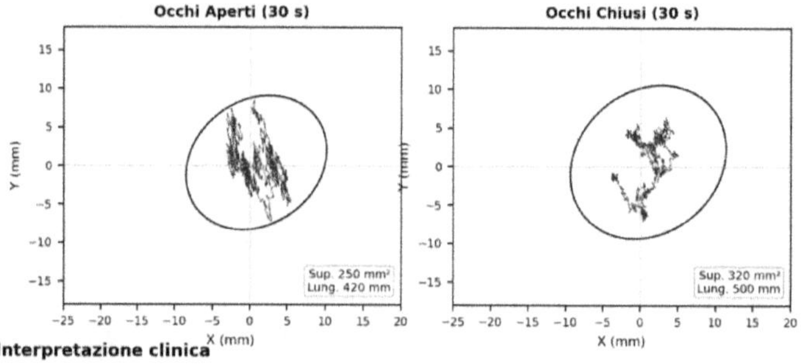

Interpretazione clinica

Pattern modesto con lieve asimmetria e contenuto aumento dell'RQ. L'ATM partecipa al controllo posturale attraverso afferenze trigeminali e muscolatura peri-mandibolare; la disfunzione altera in modo sottile — ma documentabile — il controllo posturale. pattern stabilometrico isolato non è specifico per ATM: va letto nel contesto clinico e associato alle variazioni indotte da rialzi occlusali o contenzioni.

→ *Capitolo 21.4 — Pattern stabilometrico e limiti interpretativi.*

21.5 FIBROMIALGIA

La fibromialgia è una sindrome caratterizzata da dolore muscolo-scheletrico diffuso, iperalgesia, affaticamento e disturbi del sonno, associata a fenomeni di sensibilizzazione centrale. A differenza della lombalgia o della cervicalgia, il dolore non è riconducibile a una lesione periferica specifica, ma a un'alterazione dei meccanismi centrali di modulazione nocicettiva.[155]

Dal punto di vista posturale, la fibromialgia rappresenta un modello particolarmente interessante perché coinvolge simultaneamente controllo motorio, percezione corporea, integrazione multisensoriale, regolazione autonomica.

La stabilometria consente di oggettivare queste alterazioni funzionali.

Nella fibromialgia l'area del CoP è aumentata rispetto ai controlli sani[156], spesso già a occhi aperti e ancora di più a occhi chiusi: un segno di disorganizzazione dell'integrazione sensoriale. La lunghezza cresce, il sistema è meno efficiente, con più variabilità e minore capacità di stabilizzazione fine. E l'instabilità, a differenza di neuropatie e vestibolopatie, è globale e non ha una direzione preferita — cresce sia in antero-posteriore sia in medio-laterale, un quadro che ricorda quello cerebellare ma senza una lesione strutturale identificabile.

Il tratto più caratteristico è l'elevata variabilità intra-soggetto: il tracciato è ampio, irregolare, poco prevedibile, il riflesso di un'alterazione dei meccanismi centrali di modulazione del controllo motorio. Non stupisce, in una sindrome legata a sensibilizzazione centrale, alterata integrazione sensori-motoria, modificazioni della connettività corticale e aumento dell'attività simpatica: dolore persistente e fatica degradano la precisione degli aggiustamenti posturali, anticipatori e reattivi[157], e la pedana lo legge come aumento di area, lunghezza e velocità. Il Romberg può essere aumentato ma non in modo costante — in molti pazienti l'instabilità è già evidente a occhi aperti, segno che il problema è centrale, non sensoriale periferico. Un dato utile: dopo compi-

155 Clauw DJ., 2014
156 Jones KD et al., 2009
157 Russek LN, 2009

ti prolungati o stimoli stressanti i parametri peggiorano, tanto che la stabilometria può servire a valutare la tolleranza allo sforzo posturale.

Il pattern — aumento marcato dell'area, incremento della lunghezza, oscillazioni multidirezionali, elevata variabilità e possibile aumento della velocità — va integrato con la scala del dolore (VAS[158]), la valutazione della fatica, la qualità del sonno e il livello di attività fisica. La fibromialgia è un modello di alterazione centrale del controllo posturale, legata a sensibilizzazione nocicettiva e disorganizzazione multisensoriale: la stabilometria ne oggettiva l'instabilità funzionale e può supportare il monitoraggio, pur non avendo valore diagnostico specifico.

---

158 VAS (Visual Analogue Scale, scala analogica visiva): strumento di autovalutazione del dolore costituito da una linea di 10 cm i cui estremi corrispondono a "nessun dolore" e "massimo dolore immaginabile"; il paziente segna il punto che rappresenta la sua percezione, e la distanza dall'estremità inferiore fornisce il punteggio (0-10). È semplice, rapida e sensibile alle variazioni nel tempo, utile per correlare l'intensità del dolore ai parametri stabilometrici e per monitorarne l'evoluzione nel percorso terapeutico.

CASO 21.5 · FIBROMIALGIA — Paziente E.M. · 44 a. · F

Anamnesi e quadro clinico

Donna, 44 anni. Fibromialgia (criteri ACR 2016) da 5 anni, dolore diffuso, fatigue severa, disturbi del sonno, rigidità mattutina. FIQR 68/100. Comorbidità con ansia e sintomi disautonomici.

Parametri stabilometrici — bipodalica 30 s

Parametro	OA	OC	Range indic.	Flag
Lunghezza gomitolo (mm)	510	650	≈ 300-500	↑
Superficie ellisse (mm²)	360	500	≈ 100-250	↑
Velocità media (mm/s)	17,00	21,67	≈ 10-17	—
Asse maggiore ellisse (mm)	22,66	26,49	—	—
RMS X / RMS Y (mm)	0,38 / 0,46	1,22 / 1,48	—	↑ AP
Dev. standard X / Y (mm)	3,32 / 3,48	3,38 / 3,35	—	↑ ML
X medio (centro ellisse, mm)	0,20	0,40	≈ 0 ± 5	—
Y medio (centro ellisse, mm)	0,60	1,00	≈ 0 ± 5	—

Indice di Romberg (OC/OA × 100)	**Superficie: 139**	**Velocità: 127 — Lunghezza: 127**

Tracciato CoP (schema ricostruito)

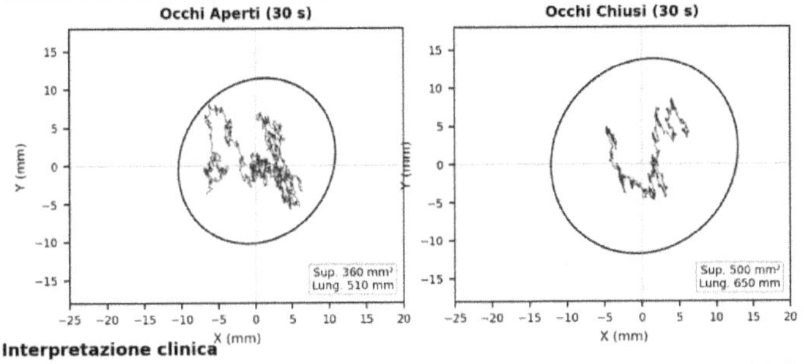

Interpretazione clinica

Pattern con aumento moderato di tutti i parametri e RQ 139. Coerente con la sensibilizzazione centrale della fibromialgia: l'alterato processing afferente coinvolge anche il controllo posturale. Il dato stabilometrico non ha valore diagnostico specifico per fibromialgia — il pattern è aspecifico — ma ne oggettiva una componente: utile per monitorare l'impatto funzionale del dol diffuso e la risposta agli interventi.

→ *Capitolo 21.5 — Pattern stabilometrico e limiti interpretativi.*

CAPITOLO 22
RECETTORI POSTURALI

22.1 SISTEMA VISIVO

Il sistema visivo è uno dei contributi più importanti al controllo posturale umano. Attraverso la visione, il tuo sistema nervoso centrale riceve informazioni fondamentali: dove sei nello spazio, come sei orientato, come ti muovi rispetto a quello che ci circonda.

La visione fornisce un riferimento esterno stabile. Quando lo togli, quando chiudi gli occhi, il corpo perde una guida importante e dipende molto di più dal vestibolo e dalla propriocezione.[159]

Con la stabilometria puoi quantificare in modo oggettivo quanto il sistema visivo contribuisca all'equilibrio.

La visione fa tre cose insieme: orienta il corpo nello spazio, ti dice dov'è la verticale e ti permette di anticipare il movimento, modulando gli aggiustamenti posturali. Ma non lavora mai da sola — integra di continuo le informazioni di vestibolo e propriocezione, in un processo che è centrale, non periferico[160]. È per questo che, quando chiudi gli occhi, l'area del CoP aumenta: nei soggetti sani è un incremento moderato e controllato; se invece noti un aumento marcato, inizi a sospettare un deficit propriocettivo o vestibolare. Anche la lunghezza cresce — senza il riferimento visivo il sistema ricorre a strategie più complesse per stare in piedi — e le oscillazioni medio-laterali possono accentuarsi, soprattutto se c'è instabilità vestibolare.

L'indicatore più diretto di tutto questo è il Romberg, il rapporto tra l'area a occhi chiusi e quella a occhi aperti (per 100): valori contenuti indicano un incremento fisiologico, valori elevati ti dicono che il sistema si appoggia troppo alla vista, cosa che accade quando gli altri canali non funzionano bene[161]. Ma il problema non è solo togliere la

159 Peterka RJ., 2002
160 Horak FB., 2006
161 Paulus WM, 1984

visione: anche una visione alterata destabilizza — un deficit di convergenza, un'anisometropia, un'alterazione della binocularità o un'instabilità oculomotoria si traducono in aumento dell'area, più variabilità e oscillazioni anteriori accentuate. E se è alterata la percezione della verticale, il CoP si decentra in modo sistematico rispetto al centro della base d'appoggio. Un sistema maturo, invece, usa le fonti sensoriali con flessibilità, senza dipendere da una sola: un'eccessiva dipendenza dalla vista è sempre un segnale — di un deficit propriocettivo o vestibolare, o di una disorganizzazione centrale.

Sul piano clinico il pattern da alterazione visiva mette insieme area aumentata a occhi chiusi, Romberg elevato, oscillazioni anteriori accentuate e variabilità del CoP, e va integrato con l'esame optometrico[162], i test di convergenza[163], la valutazione oculomotoria[164] e l'anamnesi visiva[165]. La visione resta un recettore fondamentale: con la stabilometria

162 Esame optometrico: valutazione funzionale della vista che indaga acuità visiva, stato refrattivo (miopia, ipermetropia, astigmatismo), visione binoculare ed equilibrio accomodativo. In ambito posturale interessa non tanto "quanto vede" il paziente, ma come il sistema visivo lavora per fornire un riferimento stabile: difetti non corretti o squilibri binoculari possono alterare l'input visivo al controllo

163 Test di convergenza: valuta la capacità dei due occhi di ruotare verso l'interno per mantenere la fissazione su un oggetto che si avvicina, misurando il punto prossimo di convergenza. Un'insufficienza di convergenza affatica il sistema oculomotore e può ripercuotersi sul controllo posturale, poiché la stabilizzazione dello sguardo e quella del corpo condividono circuiti di integrazione sensomotoria.

164 Valutazione oculomotoria: esame dei movimenti oculari — saccadi, inseguimento lento (pursuit), fissazione e riflesso vestibolo-oculare — che garantiscono la stabilità dell'immagine sulla retina durante i movimenti del capo e del corpo. Alterazioni oculomotorie possono segnalare una disfunzione dell'integrazione visuo-vestibolare rilevante nella lettura del pattern stabilometrico, in particolare nel confronto occhi aperti/chiusi.

165 Anamnesi visiva: raccolta mirata delle informazioni sulla storia visiva del paziente — correzioni in uso (occhiali, lenti a contatto), interventi refrattivi o di chirurgia oculare, strabismi o ambliopie, affaticamento visivo, diplopia. È il primo passo per capire se e quanto il canale visivo contribuisca all'assetto posturale, e va sempre consi-

ne quantifichi il contributo e riconosci le condizioni di dipendenza o disorganizzazione multisensoriale. Il valore non sta nella diagnosi visiva, ma nella comprensione dell'equilibrio sensoriale complessivo del sistema tonico-posturale.

---

derata prima di attribuire un'alterazione stabilometrica a una componente visiva.

CASO 22.1 · DISFUNZIONE VISIVA Paziente M.V. · 36 a. · F

Anamnesi e quadro clinico

Donna, 36 anni. Miopia elevata non corretta (−5,50 D), utilizza lenti a contatto. Sintomatologia riferita: instabilità al buio, difficoltà nelle scale discendenti, ridotto senso di equilibrio in condizioni di illuminazione scarsa. Nessun disturbo vestibolare o neurologico documentato.

Parametri stabilometrici — bipodalica 30 s

Parametro	OA	OC	Range indic.	Flag
Lunghezza gomitolo (mm)	360	720	≈ 300-500	↑
Superficie ellisse (mm²)	230	560	≈ 100-250	↑
Velocità media (mm/s)	12,00	24,00	≈ 10-17	↑
Asse maggiore ellisse (mm)	20,40	30,20	—	—
RMS X / RMS Y (mm)	0,92 / 0,85	1,88 / 1,76	—	↑ ML
Dev. standard X / Y (mm)	2,62 / 2,30	5,10 / 4,72	—	↑ ML
X medio (centro ellisse, mm)	-0,40	-0,60	≈ 0 ± 5	—
Y medio (centro ellisse, mm)	0,80	1,10	≈ 0 ± 5	—

Indice di Romberg (OC/OA × 100)	Superficie: 243	Velocità: 200 — Lunghezza: 200

Tracciato CoP (schema ricostruito)

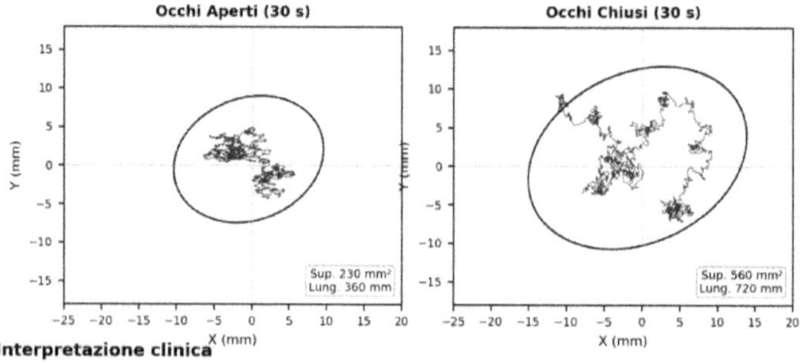

Interpretazione clinica

Pattern caratterizzato da valori quasi normali ad occhi aperti e drammatico peggioramento in chiusura oculare (RQ superficie 2 valore molto elevato). La firma tipica della dipendenza visiva: il sistema posturale compensa via input visivo una debolezza di altri canali (propriocezione/vestibolare). Esempio paradigmatico del ruolo del sistema visivo nel controllo posturale e della necessità di valutare sempre la condizione OC per smascherare disfunzioni non evidenti in condizioni standard.

→ *Capitolo 22.1 — Pattern stabilometrico e limiti interpretativi.*

22.2 SISTEMA STOMATOGNATICO

Il sistema stomatognatico — articolazione temporo-mandibolare, muscoli masticatori, occlusione dentale, strutture neuromuscolari connesse — è strettamente legato al sistema cervicale superiore e ai nuclei vestibolari. Il nervo trigemino è una delle principali vie afferenti craniali, con connessioni dirette ai nuclei vestibolari e alla formazione reticolare. Questo rende plausibile l'influenza del sistema stomatognatico sulla postura.[166]

Ma l'impatto sulla stabilometria è generalmente modulatore, non primario.

Le vie di influenza principali sono le afferenze propriocettive dei muscoli masticatori, i recettori parodontali, le connessioni trigemino-vestibolari e l'integrazione cervico-mandibolare: alterazioni dell'ATM o della muscolatura masticatoria modificano il tono cervicale superiore e, indirettamente, l'asse corporeo[167]. Sulla pedana questo si traduce in segni sfumati e incostanti — un incremento dell'area del CoP nei pazienti con disfunzione temporo-mandibolare, soprattutto se c'è dolore miofasciale, ma non in tutti; una lunghezza che può aumentare nei quadri algici, come espressione di co-contrazione cervicale compensatoria; talvolta un aumento delle oscillazioni medio-laterali, probabilmente legato al controllo dell'asse capo-tronco.

Sul ruolo dell'occlusione la letteratura è contrastante: alcuni studi mostrano miglioramenti temporanei con bite o rialzi, altri nessuna differenza[168] — un dato che porta a una lettura prudente, e cioè che l'occlusione incide sul controllo posturale solo quando c'è una reale interferenza funzionale. È la conferma che il sistema stomatognatico non è un recettore primario dell'equilibrio ma un modulatore: agisce variando il tono cervicale, attraverso l'integrazione trigemino-vestibolare e la percezione cranio-cervicale, e il suo impatto resta generalmente secondario.

Il pattern — lieve aumento di area, incremento della lunghezza, oscillazioni medio-laterali, possibile variazione con le modifiche oc-

166 Pinganaud G et al., 2002
167 Treleaven J., 2008
168 Perinetti G., 2006

clusali — non è specifico per le TMD, e va integrato con la valutazione gnatologica, il dolore miofasciale, l'esame cervicale ed eventuali disturbi occlusali documentati. Qui più che altrove serve evitare la sovrainterpretazione: la stabilometria non diagnostica una disfunzione stomatognatica, può solo segnalare una possibile interferenza funzionale dentro un quadro clinico coerente. Il suo ruolo, mediato dall'integrazione trigemino-cervicale, è comparativo e integrativo, non diagnostico.

CASO 22.2 · DISFUNZIONE STOMATOGNATICA Paziente D.R. · 31 a. · M

Anamnesi e quadro clinico

Maschio, 31 anni. Malocclusione di II classe con deviazione mandibolare laterodestra, contatti prematuri documentati all'esame gnatologico. Cefalea tensiva ricorrente e leggeri disturbi dell'equilibrio. Valutazione stabilometrica basale, prima del bite occlusale.

Parametri stabilometrici — bipodalica 30 s

Parametro	OA	OC	Range indic.	Flag
Lunghezza gomitolo (mm)	420	520	≈ 300–500	—
Superficie ellisse (mm²)	290	380	≈ 100–250	↑
Velocità media (mm/s)	14,00	17,33	≈ 10–17	—
Asse maggiore ellisse (mm)	22,00	24,80	—	—
RMS X / RMS Y (mm)	1,08 / 0,98	1,32 / 1,18	—	↑ ML
Dev. standard X / Y (mm)	2,95 / 2,55	3,55 / 3,05	—	↑ ML
X medio (centro ellisse, mm)	1,20	1,50	≈ 0 ± 5	—
Y medio (centro ellisse, mm)	1,40	1,80	≈ 0 ± 5	—

Indice di Romberg (OC/OA × 100)	**Superficie: 131**	**Velocità: 124 — Lunghezza: 124**

Tracciato CoP (schema ricostruito)

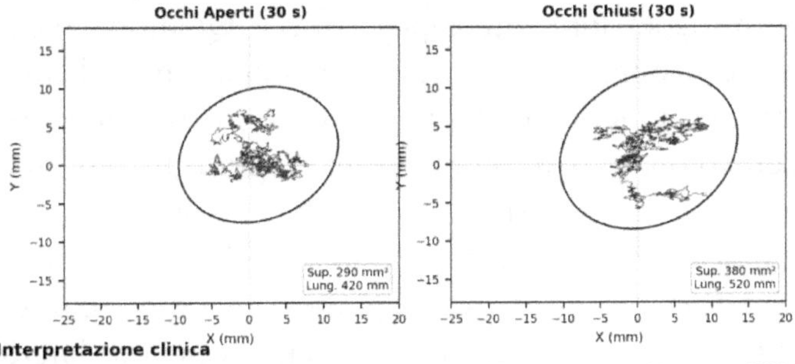

Interpretazione clinica

Pattern con lieve asimmetria sul piano frontale, aumento moderato di tutti i parametri ma RQ contenuto (131). La disfunzione stomatognatica influenza il controllo posturale attraverso afferenze trigeminali e muscolatura peri-mandibolare, ma l'effetto stabilometrico è tipicamente modesto se isolato. La vera utilità clinica risiede nel confronto pre/post intervento occlusale (bite, contenzioni): la variazione del pattern misura l'effetto clinico del trattamento.

→ *Capitolo 22.2 — Pattern stabilometrico e limiti interpretativi.*

22.3 SISTEMA PODALICO

Il piede è l'interfaccia primaria tra il corpo e il suolo. Dal punto di vista neurofisiologico e biomeccanico, è fondamentale nel controllo dell'equilibrio attraverso l'informazione propriocettiva plantare e la distribuzione delle pressioni.

La pianta del piede è riccamente innervata da meccanocettori cutanei (Merkel, Ruffini, Pacini, Meissner) che forniscono informazioni continue sulla distribuzione del carico e sulle micro-oscillazioni del COP. Queste afferenze sono determinanti per modulare le strategie posturali antigravitarie.[169]

La stabilometria, più di qualunque altro strumento, consente di oggettivare il contributo podalico al controllo dell'equilibrio.

Il sistema podalico interviene attraverso le afferenze cutanee plantari, i recettori articolari sottoastragalici e mediotarsici, la modulazione del tono dei muscoli antigravitari e la regolazione della strategia di caviglia — quella che in condizioni fisiologiche governa la stazione eretta con micro-regolazioni antero-posteriori[170]. Quando il piede cambia, struttura o funzione, cambia questa dinamica. Un piede pronato o supinato sposta stabilmente il CoP rispetto al centro della base; un deficit propriocettivo plantare aumenta l'area, soprattutto a occhi chiusi, perché la deprivazione sensoriale plantare fa crescere in modo significativo le oscillazioni[171]; e una ridotta qualità dell'informazione plantare allunga il tracciato, segno di maggiore dispendio. Le alterazioni dell'arco, in particolare, pesano sulle oscillazioni medio-laterali, che sono anche le più costose sul piano energetico.

---

169 Kavounoudias A, 1998

170 Horak FB, 1986

171 Meyer PF, 2004

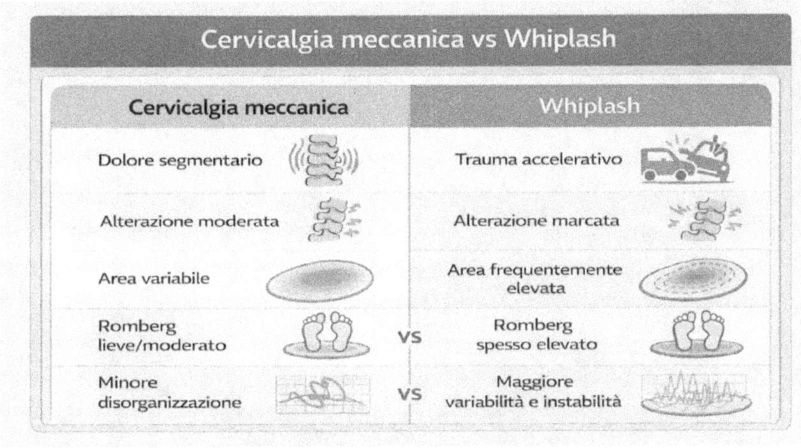

Una distinzione conta più di tutte: quella tra alterazione morfologica — piede piatto, piede cavo — e alterazione funzionale propriocettiva. Non sempre una forma alterata produce un pattern patologico, perché la stabilometria valuta la funzione, non la forma: è un promemoria clinico che tengo sempre presente. Sul versante terapeutico, numerosi studi mostrano che stimolazioni cutanee plantari o ortesi modificano i parametri, riducendo area e lunghezza in alcuni soggetti[172], ma con forte variabilità individuale, dipendente dall'integrazione multisensoriale complessiva. E quando il piede informa male, il sistema compensa con la vista: nei deficit plantari trovi spesso un Romberg aumentato, una maggiore dipendenza visiva e più oscillazioni a occhi chiusi.

Il pattern da disfunzione podalica può mettere insieme asimmetria dei CoF, spostamento del CoP, aumento dell'area a occhi chiusi, oscillazioni medio-laterali e lunghezza aumentata, e va letto insieme alla baropodometria, all'analisi del passo, all'esame podologico e alla valutazione dell'asse tibio-astragalico. Ma non ogni alterazione è di origine podalica: il piede è parte di un sistema integrato, e un aumento delle oscillazioni può venire da un deficit vestibolare, da alterazioni visive, da disfunzioni centrali o dal dolore — la pedana ti permette di ipotizzare un contributo podalico, non di isolarne una diagnosi. Resta comunque un recettore primario dell'ortostatismo, e la stabilometria è particolarmente sensibile alle sue alterazioni: il suo valore è massimo quando la integri con la baropodometria e con la valutazione funzio-

172 Nurse MA, 2001

nale del passo.

CASO 22.3 · DISFUNZIONE PODALICA Paziente L.M. · 45 a. · F

Anamnesi e quadro clinico

Donna, 45 anni. Piede cavo destro e piede piatto sinistro (asimmetria morfologica con prevalente appoggio sul lato destro). Saltuaria lombalgia e dolore mediale piede destro. Esame baropodometrico conferma asimmetria di carico (55%/45%). Valutazi plantari correttivi.

Parametri stabilometrici — bipodalica 30 s

Parametro	OA	OC	Range indic.	Flag
Lunghezza gomitolo (mm)	470	580	≈ 300-500	—
Superficie ellisse (mm²)	330	440	≈ 100-250	↑
Velocità media (mm/s)	15,67	19,33	≈ 10-17	—
Asse maggiore ellisse (mm)	24,00	27,50	—	—
RMS X / RMS Y (mm)	1,28 / 1,05	1,55 / 1,28	—	↑ ML
Dev. standard X / Y (mm)	3,60 / 2,80	4,42 / 3,40	—	↑ ML
X medio (centro ellisse, mm)	3,80	4,50	≈ 0 ± 5	—
Y medio (centro ellisse, mm)	-2,20	-2,60	≈ 0 ± 5	—

Indice di Romberg (OC/OA × 100)	**Superficie: 133**	**Velocità: 123 — Lunghezza: 123**

Tracciato CoP (schema ricostruito)

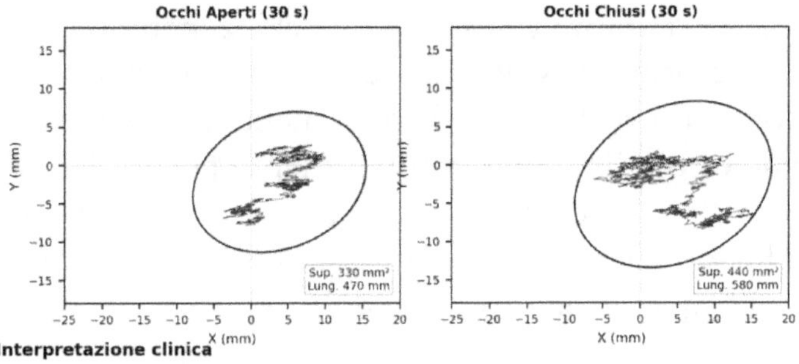

Interpretazione clinica

Pattern con marcata deviazione laterale del centro ellisse verso destra (X medio +3,8 / +4,5 mm) e prevalente incremento dell oscillazioni sul piano frontale. RQ superficie 133. L'asimmetria morfologica plantare si traduce in asimmetria di carico e in adattamento del sistema di controllo posturale. La stabilometria documenta oggettivamente il compenso e, in fase di trattame guida la valutazione dell'efficacia dei plantari o dell'intervento podologico.

→ *Capitolo 22.3 — Pattern stabilometrico e limiti interpretativi.*

22.4 SISTEMA VISCERALE

Il sistema viscerale non è un recettore posturale primario come quello visivo, vestibolare o podalico. Attraverso i meccanismi neurovegetativi e i riflessi viscerosomatici può però modulare il tono muscolare e influenzare indirettamente il quadro stabilometrico. Va detto con chiarezza: qui siamo su un terreno a evidenza più debole rispetto ai capitoli precedenti. Quello che segue è un modello interpretativo plausibile sul piano neurofisiologico, non un dato consolidato: trattalo come ipotesi di lavoro, non come certezza.

Le afferenze viscerali raggiungono il sistema nervoso centrale tramite il nervo vago e le vie simpatiche spinali, con proiezioni verso il tronco encefalico, la formazione reticolare e le strutture limbiche. Questo permette un'integrazione tra stato viscerale e regolazione tonico-posturale.[173]

I meccanismi in gioco sono i riflessi viscerosomatici segmentali, la modulazione del sistema nervoso autonomo, l'alterazione del tono paravertebrale e l'interazione con il diaframma: il dolore viscerale, per esempio, attiva risposte riflesse spinali che generano contratture segmentali e modificano l'assetto. Il diaframma è lo snodo — oltre a ventilare, stabilizza il rachide lombare aumentando la pressione intra-addominale e coordinandosi con pavimento pelvico e trasverso[174] — e alterazioni viscerali come disturbi gastrointestinali o restrizioni diaframmatiche modificano il pattern respiratorio, la sincronia respirazione-CoP e l'ampiezza delle oscillazioni.

Sul tracciato, in presenza di disfunzioni viscerali, puoi trovare un aumento dell'area — specie con dolore o infiammazione — un incremento della lunghezza, oscillazioni anteriori accentuate quando c'è tensione diaframmatica o addominale, e una variabilità non lineare del CoP nei quadri di marcata attivazione neurovegetativa. È il sistema autonomico a fare da tramite: un'iperattivazione simpatica irrigidisce, riduce la variabilità fisiologica e dà oscillazioni più rapide e contenute, mentre una predominanza parasimpatica si associa a oscillazioni più ampie ma meno controllate. Vale però il limite di fondo: non esiste un pattern specifico per una singola disfunzione viscerale, la stabilome-

173 Saper CB., 2002
174 Hodges PW, 2000

tria non fa diagnosi organiche, e l'influenza viscerale è sempre indiretta, mediata dal neurovegetativo.

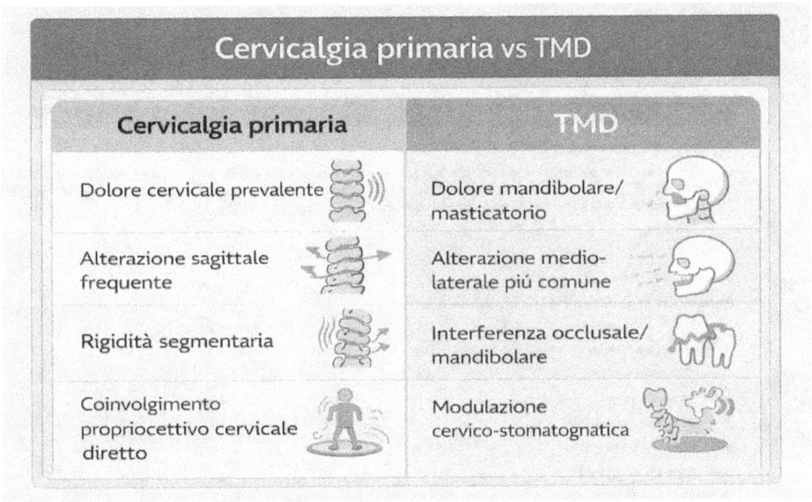

Il sospetto di interferenza viscerale nasce quando osservi oscillazioni variabili non spiegabili da deficit sensoriali primari, un'incoerenza tra parametri visivi e propriocettivi, o un pattern che cambia con interventi respiratori — e la valutazione della sincronia respirazione-CoP può aggiungere qualche elemento. Il sistema viscerale non è un recettore posturale diretto, ma un modulatore tonico attraverso meccanismi neurovegetativi e riflessi segmentali: la stabilometria può evidenziare alterazioni funzionali correlate, ma il suo ruolo è interpretativo e integrativo, non diagnostico.

CASO 22.4 · DISFUNZIONE VISCERALE

Paziente T.B. · 51 a. · F

Anamnesi e quadro clinico

Donna, 51 anni. Sindrome dell'intestino irritabile a prevalenza diarroica da oltre 3 anni, distensione addominale persistente. Dolore addominale ricorrente, associata tensione fasciale del quadrante superiore. Quadro di disfunzione viscerale con ripercus posturali segnalate dalla paziente (senso di instabilità in ortostasi prolungata).

Parametri stabilometrici — bipodalica 30 s

Parametro	OA	OC	Range indic.	Flag
Lunghezza gomitolo (mm)	450	560	≈ 300–500	—
Superficie ellisse (mm^2)	300	410	≈ 100–250	↑
Velocità media (mm/s)	15,00	18,67	≈ 10–17	—
Asse maggiore ellisse (mm)	21,47	24,90	—	—
RMS X / RMS Y (mm)	0,32 / 0,23	0,84 / 0,65	—	↑ ML
Dev. standard X / Y (mm)	2,11 / 2,62	2,18 / 5,57	—	↑ AP
X medio (centro ellisse, mm)	0,30	0,50	≈ 0 ± 5	—
Y medio (centro ellisse, mm)	2,40	3,00	≈ 0 ± 5	—
Indice di Romberg (OC/OA × 100)	**Superficie: 137**		**Velocità: 124 — Lunghezza: 124**	

Tracciato CoP (schema ricostruito)

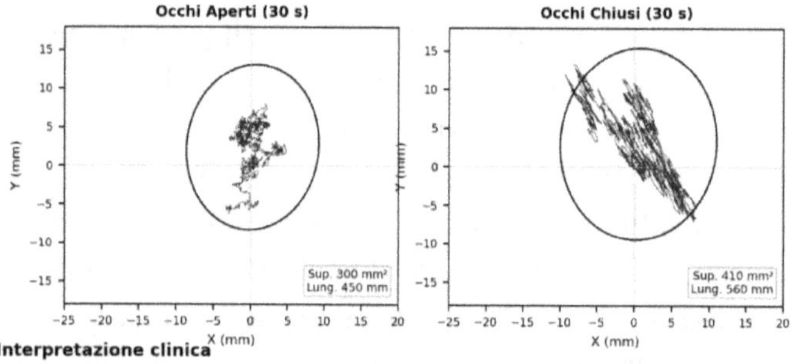

Interpretazione clinica

Pattern a prevalenza antero-posteriore (Std Y nettamente superiore a Std X), asimmetria sul piano sagittale coerente con il coinvolgimento viscerale addominale. RQ superficie 137 — lieve alterazione del controllo. Esempio paradigmatico di integrazior multirecettoriale: l'input viscerale modula il sistema posturale attraverso connessioni fasciali, autonomiche e afferenze spinali. Il pattern giustifica l'approccio clinico integrato che contempla anche la sfera viscerale nell'indagine posturale.

→ *Capitolo 22.4 — Pattern stabilometrico e limiti interpretativi.*

CAPITOLO 23
SISTEMA NEUROVEGETATIVO

23.1 IPER-ORTOSIMPATICOTONIA

Non tutto quello che leggi sulla pedana nasce da un recettore o da una lesione: una parte viene dallo stato di attivazione del sistema nervoso autonomo. L'iper-ortosimpaticotonia è una condizione di predominanza del simpatico — aumento del tono muscolare, vigilanza elevata, meccanismi di allerta attivati — e sul controllo posturale si traduce in rigidità.

Dal punto di vista neurofisiologico, il sistema simpatico influenza direttamente il tono muscolare attraverso la modulazione dei motoneuroni spinali. L'attivazione simpatica è associata a rigidità muscolare e riduzione della variabilità fisiologica del movimento.[175]

Nel controllo posturale, questa condizione altera l'organizzazione delle oscillazioni del COP.

L'iperattivazione simpatica alza il tono dei muscoli antigravitari, porta co-contrazione, riduce la flessibilità adattativa e accelera le oscillazioni: la formazione reticolare modula il tono estensorio, e in stress o allerta il sistema posturale si irrigidisce per aumentare la prontezza. Sulla pedana il quadro è quasi paradossale: l'area si riduce — oscillazioni contenute ma rigide — mentre la lunghezza può restare relativamente elevata, perché il sistema fa micro-correzioni rapide e frequenti; l'analisi in frequenza mostra più energia nelle bande medio-alte, e un LFS superiore a 1 tradisce il dispendio energetico di una postura tenuta rigida.

È il volto stabilometrico dello stress e dell'ansia: la letteratura mostra che lo stress psicologico aumenta la rigidità posturale e riduce la variabilità naturale del CoP[176], e il soggetto iper-ortosimpaticotonico si presenta proprio così — postura rigida, oscillazione fisiologica ridotta,

175 Saper CB., 2002
176 Bolton DA., 2015

difficoltà ad adattarsi alle perturbazioni. Attento però a non confondere: questa rigidità funzionale va distinta dalla spasticità neurologica e dalla rigidità extrapiramidale, e la stabilometria da sola non basta a farlo — può solo suggerire un pattern compatibile con una rigidità adattativa.

Il sospetto nasce da un insieme coerente: area ridotta, lunghezza relativamente aumentata, frequenze medio-alte accentuate, LFS sopra 1 e un pattern poco variabile nel tempo — dati da correlare con lo stato emotivo, la qualità del sonno, il livello di stress e i sintomi autonomici come tachicardia, sudorazione, ipervigilanza. Non c'è un parametro specifico: l'interpretazione è probabilistica e va inserita in un quadro clinico coerente. È uno stato neurovegetativo che agisce sul controllo posturale aumentando la rigidità e riducendo la variabilità — la pedana ne coglie le manifestazioni funzionali, ma non costituisce uno strumento diagnostico autonomico.

CASO 23.1 · IPER-ORTOSIMPATICOTONIA Paziente A.S. · 37 a. · M

Anamnesi e quadro clinico

Maschio, 37 anni, manager. Quadro ansioso con ipertensione labile, palpitazioni, tachicardia posturale e ridotto recupero dallo stress. HRV basale con bassa variabilità e alta low-frequency. Bruxismo e disturbi del sonno associati.

Parametri stabilometrici — bipodalica 30 s

Parametro	OA	OC	Range indic.	Flag
Lunghezza gomitolo (mm)	380	440	≈ 300-500	—
Superficie ellisse (mm²)	150	200	≈ 100-250	—
Velocità media (mm/s)	12,67	14,67	≈ 10-17	—
Asse maggiore ellisse (mm)	16,14	18,41	—	—
RMS X / RMS Y (mm)	0,42 / 0,43	0,94 / 1,33	—	↑ AP
Dev. standard X / Y (mm)	2,33 / 1,39	1,41 / 1,79	—	↑ AP
X medio (centro ellisse, mm)	0,20	0,30	≈ 0 ± 5	—
Y medio (centro ellisse, mm)	-0,10	-0,20	≈ 0 ± 5	—
Indice di Romberg (OC/OA × 100)	**Superficie: 133**		**Velocità: 116 — Lunghezza: 116**	

Tracciato CoP (schema ricostruito)

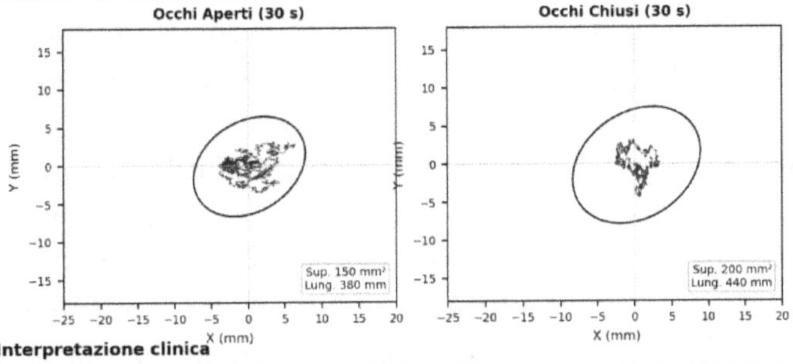

Interpretazione clinica

Pattern contro-intuitivo: area molto ridotta (150 mm² OA), velocità contenuta, RQ superficie 133. Il soggetto iper-ortosimpaticotonico manifesta ipertonia muscolare stabilizzante con ridotte oscillazioni in ampiezza ma aumentata microattivit correttiva. L'equilibrio è 'rigidamente' mantenuto a costo energetico elevato. Lettura stabilometrica da integrare con HRV e parametri autonomici per interpretazione coerente.

→ *Capitolo 23.1 — Pattern stabilometrico e limiti interpretativi.*

23.2 IPER-PARASIMPATICOTONIA

L'iper-parasimpaticotonia rappresenta una condizione di predominanza del sistema nervoso parasimpatico, mediata prevalentemente dal nervo vago. È associata a riduzione della frequenza cardiaca, diminuzione della pressione arteriosa, ridotto tono muscolare globale e maggiore flessibilità fisiologica.

Dal punto di vista neurofisiologico, il sistema parasimpatico non agisce direttamente sul muscolo scheletrico come il simpatico, ma modula lo stato generale di attivazione centrale e la reattività del sistema tonico-posturale attraverso circuiti bulbari e limbici.[177]

In condizioni di predominanza parasimpatica marcata, il controllo posturale risulta meno "reattivo" e più ampio nelle oscillazioni.

L'iper-parasimpaticotonia fa l'opposto: riduce la rigidità muscolare, aumenta la compliance posturale, allarga le oscillazioni e abbassa la prontezza motoria. Il vago modula l'integrazione tra corteccia prefrontale, sistema limbico e tronco encefalico, e in eccesso il sistema diventa "troppo rilassato" per una stabilizzazione fine[178]. Sulla pedana lo riconosci per l'immagine speculare a quella simpatica: area aumentata, con oscillazioni ampie soprattutto in antero-posteriore; una lunghezza però moderata o ridotta, perché il soggetto oscilla molto ma non in fretta; un LFS inferiore a 1, indice di oscillazioni ampie ma poco controllate; e all'analisi in frequenza una predominanza delle bande basse (sotto 0,5 Hz), coerente con oscillazioni lente e ampie.

Lo ritrovi nei soggetti astenici, negli stati depressivi, nelle condizioni post-virali, nelle disfunzioni vagali e nell'ipotensione ortostatica; alcuni studi collegano una HRV[179] elevata a oscillazioni posturali più

177 Saper CB., 2002
178 Thayer JF, 2000
179 HRV (Heart Rate Variability, variabilità della frequenza cardiaca): misura la variazione degli intervalli di tempo tra un battito e il successivo, espressione dell'attività del sistema nervoso autonomo e in particolare del tono vagale. Un'HRV elevata indica buona capacità

ampie, a suggerire un legame tra regolazione vagale e stabilità[180]. Attenzione a un errore facile: distinguere questo quadro da una reale instabilità vestibolare, dove invece trovi un marcato aumento dell'area a occhi chiusi, un Romberg elevato e oscillazioni medio-laterali pronunciate. Nel caso parasimpatico l'instabilità è più globale e meno legata all'input visivo.

Il sospetto emerge da area aumentata, oscillazioni ampie ma lente, LFS sotto 1, frequenze basse predominanti e sintomi di ipotonia o astenia — da correlare con la valutazione clinica generale, la frequenza cardiaca, l'eventuale HRV e lo stato psicofisico. Anche qui non c'è un pattern specifico: la stabilometria non misura l'attività vagale, ne può solo evidenziare possibili correlazioni funzionali. È una condizione di ridotta attivazione tonica che si traduce in oscillazioni più ampie e meno reattive; la pedana può suggerire un quadro compatibile con predominanza vagale, ma l'interpretazione deve integrarsi con dati clinici e autonomici.

---

di recupero e adattamento; una riduzione segnala stress, affaticamento o recupero incompleto. In ambito sportivo è tra gli indicatori più usati per monitorare lo stato di readiness e il carico interno, e si integra bene con la stabilometria nella lettura complessiva dell'affaticamento neuromuscolare e autonomico.

180 Forte G, 2019

CASO 23.2 · IPER-PARASIMPATICOTONIA Paziente C.D. · 29 a. · F

Anamnesi e quadro clinico

Donna, 29 anni. Astenia cronica, ipotensione ortostatica con pre-sincope mattutina, bradicardia a riposo. Episodi di lipotimia po prandiali. HRV con alta high-frequency, basso stress autonomico. Nessuna patologia organica documentata.

Parametri stabilometrici — bipodalica 30 s

Parametro	OA	OC	Range indic.	Flag
Lunghezza gomitolo (mm)	520	680	≈ 300–500	↑
Superficie ellisse (mm²)	440	620	≈ 100–250	↑↑
Velocità media (mm/s)	17,33	22,67	≈ 10–17	↑
Asse maggiore ellisse (mm)	26,50	32,00	—	↑
RMS X / RMS Y (mm)	1,42 / 1,68	1,85 / 2,20	—	↑ AP
Dev. standard X / Y (mm)	3,80 / 4,22	4,95 / 5,46	—	↑ AP
X medio (centro ellisse, mm)	-0,30	-0,50	≈ 0 ± 5	—
Y medio (centro ellisse, mm)	1,10	1,50	≈ 0 ± 5	—

Indice di Romberg (OC/OA × 100)	**Superficie: 141**	**Velocità: 131 — Lunghezza: 131**

Tracciato CoP (schema ricostruito)

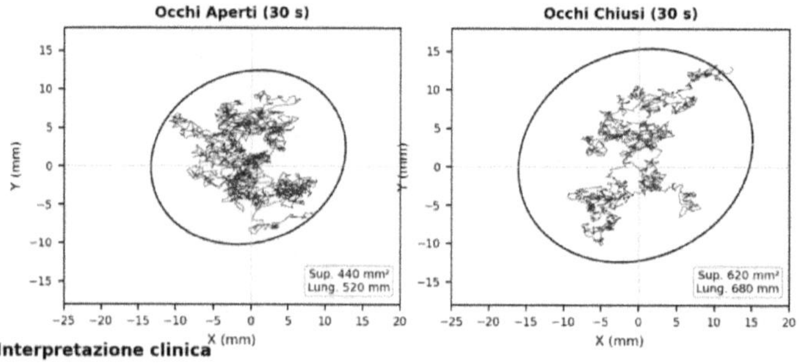

Interpretazione clinica

Pattern speculare al simpaticotonico: oscillazioni ampie, RQ aumentato (141), tono muscolare ridotto con minore attività corret fine. Il soggetto iper-parasimpaticotonico ha un controllo posturale 'morbido' che diventa instabile in condizioni sensorialmente impegnative. Il pattern sottolinea come il sistema autonomico moduli il controllo posturale al di fuori del circuito specificament neurologico o biomeccanico.

→ *Capitolo 23.2 — Pattern stabilometrico e limiti interpretativi.*

23.3 INTEGRAZIONE NEUROVEGETATIVA E CONTROLLO POSTURALE

Il sistema neurovegetativo è un modulatore globale dello stato tonico-posturale. Pur non essendo un "recettore" primario dell'equilibrio, condiziona l'organizzazione delle oscillazioni del COP attraverso il tono muscolare, la vigilanza centrale e la reattività motoria. Anche qui vale un'avvertenza: le correlazioni tra assetto neurovegetativo e pattern stabilometrico sono suggestive ma a evidenza limitata. Leggile come chiave interpretativa, non come nesso causale dimostrato.

Il controllo posturale non è un fenomeno puramente biomeccanico, ma il risultato dell'integrazione tra sistemi sensoriali e stato neurovegetativo. Il tono simpatico e parasimpatico determinano il livello di attivazione di base sul quale si innestano le strategie antigravitarie.

I due assetti danno immagini speculari. Nell'assetto ortosimpatico predominante trovi aumento della rigidità muscolare, riduzione della variabilità fisiologica, oscillazioni contenute ma più rapide e un possibile aumento dell'LFS: il sistema è "in allerta", la postura più rigida e meno elastica, l'oscillazione organizzata in micro-regolazioni frequenti. Nell'assetto parasimpatico predominante, al contrario, la rigidità tonica si riduce, l'ampiezza oscillatoria cresce, dominano le frequenze basse e l'LFS può scendere: il sistema appare più "morbido", con oscillazioni ampie e meno controllate.

Il punto, però, non è nessuno dei due estremi. La letteratura sul controllo motorio indica che lo stato ottimale non coincide né con la rigidità né con l'eccessiva ampiezza, ma con una variabilità adattativa[181]: un sistema sano mostra oscillazioni presenti ma non eccessive, una distribuzione armonica delle frequenze, un equilibrio tra lunghezza e superficie e la capacità di adattarsi ai cambiamenti sensoriali. Sia la perdita di variabilità — rigidità eccessiva — sia la dispersione eccessiva — instabilità marcata — sono segnali di alterazione. Il neurovegetativo, del resto, dialoga di continuo con vestibolo, visione, propriocezione, respiro e stato emotivo: non esiste un parametro stabilometrico "autonomico" specifico, esiste piuttosto un pattern globale coerente con lo stato del soggetto.

---

181 Thayer JF, 2000

Assetto	Area	Lunghezza	Frequenze	LFS	Pattern
Iper-ortosimpatico	Ridotta	Relativamente elevata	Medio-alte	>1	Rigidità
Iper-parasimpatico	Aumentata	Moderata	Basse	<1	Rigidità

La stabilometria non misura l'attività simpatica o vagale, ma può coglierne le tracce — pattern di rigidità o di iper-ampiezza, modificazioni della distribuzione in frequenza, variazioni dell'LFS — da leggere insieme ai parametri cardiovascolari, alla HRV, allo stato clinico e al livello di stress o affaticamento. Il neurovegetativo è la base tonica su cui si organizza il controllo posturale: l'analisi integrata di parametri cinematici e cinetici ne coglie le espressioni funzionali, senza sostituire la valutazione clinica autonomica. E l'obiettivo, in fondo, non è etichettare qualcuno come "simpatico" o "parasimpatico", ma riconoscere il grado di adattabilità del sistema.

CASO 23.3 · DISREGOLAZIONE NEUROVEGETATIVA

Paziente R.T. · 48 a. · M

Anamnesi e quadro clinico

Maschio, 48 anni. Sintomatologia 'mista': episodi ansiosi alternati a fasi di astenia marcata, variabilità sintomatologica con stagioni e carichi di lavoro. HRV con pattern instabile intra-registrazione. Storia di burn-out lavorativo 18 mesi prima.

Parametri stabilometrici — bipodalica 30 s

Parametro	OA	OC	Range indic.	Flag
Lunghezza gomitolo (mm)	610	820	≈ 300-500	↑↑
Superficie ellisse (mm²)	520	780	≈ 100-250	↑↑
Velocità media (mm/s)	20,33	27,33	≈ 10-17	↑↑
Asse maggiore ellisse (mm)	29,80	35,60	—	↑
RMS X / RMS Y (mm)	1,65 / 1,72	2,10 / 2,25	—	↑ AP
Dev. standard X / Y (mm)	4,55 / 4,70	5,98 / 6,12	—	↑ AP
X medio (centro ellisse, mm)	-0,50	-0,70	≈ 0 ± 5	—
Y medio (centro ellisse, mm)	0,90	1,30	≈ 0 ± 5	—
Indice di Romberg (OC/OA × 100)	**Superficie: 150**		**Velocità: 134 — Lunghezza: 134**	

Tracciato CoP (schema ricostruito)

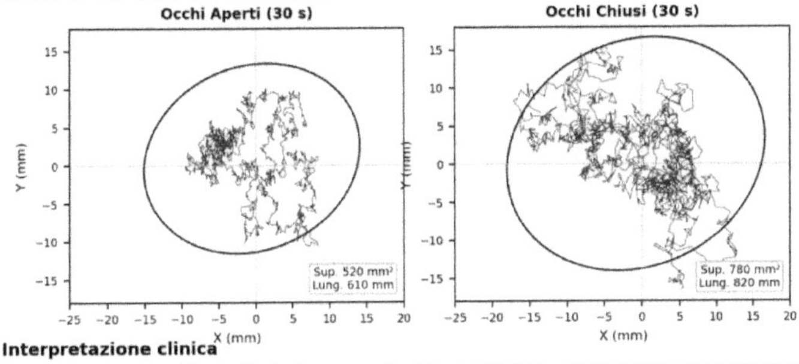

Interpretazione clinica

Pattern con aumento equilibrato di tutte le componenti e RQ superficie 150 — quadro di 'disregolazione' autonomica. A differer iper-orto/parasimpaticotonia pure, qui la variabilità intra-seduta e inter-seduta è elevata. Il sistema autonomico ha perso la capacità di modulare coerentemente il controllo posturale in base ai bisogni sensoriali. Indicativo per training autonomico e biofeedback.

→ *Capitolo 23.3 — Pattern stabilometrico e limiti interpretativi.*

CAPITOLO 24
RESPIRAZIONE E CONTROLLO POSTURALE

24.1 FUNZIONE DIAFRAMMATICA E STABILITÀ LOMBARE

Per molto tempo il diaframma è stato archiviato come un muscolo che respira e basta. Gli ultimi vent'anni di ricerca hanno chiarito il contrario: è anche un muscolo posturale, che stabilizza il rachide lombare e partecipa al controllo dell'equilibrio.

Durante l'inspirazione, la contrazione diaframmatica determina un aumento della pressione intra-addominale (PIA), che contribuisce alla rigidità del tronco e alla stabilizzazione segmentaria lombare. Questo meccanismo non è secondario: è parte integrante della strategia antigravitaria.[182]

Il diaframma lavora in sinergia con il muscolo trasverso dell'addome, il pavimento pelvico, il multifido e i muscoli addominali profondi.

Questa unità funzionale crea un "cilindro pressorio" che stabilizza il rachide e modula le micro-oscillazioni del corpo in stazione eretta.

La respirazione modifica di continuo il centro di pressione: in inspirazione il CoP si sposta in avanti e le oscillazioni antero-posteriori aumentano, in espirazione torna indietro e l'ampiezza si riduce. Questa oscillazione ritmica è visibile nello stabilogramma e nella trasformata di Fourier come componente a bassa frequenza (sotto 0,5 Hz), coincidente con il ritmo del respiro: la respirazione non è un "rumore di fondo" da eliminare, ma un vero driver fisiologico del segnale. Quando il diaframma non funziona bene — ridotta escursione inspiratoria, asincronia con l'addome, predominanza toracica alta, blocco inspiratorio — il sistema perde parte del contributo stabilizzante pressorio, e sulla pedana compaiono aumento dell'area, incremento della lunghezza, oscillazioni anteriori accentuate e un LFS più alto.

182 Hodges PW, 2000

Il legame con la lombalgia cronica è particolarmente istruttivo: studi mostrano in questi pazienti un'attivazione alterata del diaframma durante i compiti posturali[183], con ritardo di attivazione, riduzione dello spessore in contrazione e coordinazione compromessa con il trasverso — e la conseguenza è una minore stabilità segmentaria e più oscillazioni[184], che la pedana coglie come aumento di area e lunghezza, soprattutto a occhi chiusi. È la conferma che il diaframma non è solo un muscolo respiratorio, ma un ponte tra sistema respiratorio, muscolo-scheletrico e neurovegetativo: la sua funzione condiziona il tono globale, la pressione intra-addominale, la stabilità lombare e il controllo fine del CoP.

Il sospetto di disfunzione diaframmatica nasce quando osservi oscillazioni antero-posteriori marcate, un aumento dell'area senza deficit vestibolari, una variazione netta del CoP durante gli atti respiratori volontari o un miglioramento del quadro dopo esercizi respiratori — e la valutazione va completata osservando il pattern respiratorio, palpando l'escursione diaframmatica e testando la coordinazione addomino-diaframmatica. Il diaframma è un elemento centrale della stabilità lombare e del controllo posturale, e la stabilometria permette di vederne l'impatto sul CoP e sulla strategia pressoria: la respirazione, insomma, non è un fenomeno accessorio, ma una componente strutturale dell'equilibrio.

---

183 Janssens L et al., 2010

184 Kolar P et al., 2010

CASO 24.1 · DISFUNZIONE DIAFRAMMATICA — Paziente G.L. · 42 a. · M

Anamnesi e quadro clinico

Maschio, 42 anni. Respirazione a prevalente componente toracica alta, limitata escursione diaframmatica all'ecografia (3.2 cm inspirazione forzata, norma >4 cm). Lombalgia cronica aspecifica associata, ridotta stabilità del core.

Parametri stabilometrici — bipodalica 30 s

Parametro	OA	OC	Range indic.	Flag
Lunghezza gomitolo (mm)	490	600	≈ 300-500	—
Superficie ellisse (mm²)	360	470	≈ 100-250	↑
Velocità media (mm/s)	16,33	20,00	≈ 10-17	—
Asse maggiore ellisse (mm)	24,80	28,20	—	—
RMS X / RMS Y (mm)	1,10 / 1,62	1,38 / 2,05	—	**↑ AP**
Dev. standard X / Y (mm)	2,85 / 4,72	3,55 / 5,94	—	**↑ AP**
X medio (centro ellisse, mm)	0,20	0,40	≈ 0 ± 5	—
Y medio (centro ellisse, mm)	2,10	2,70	≈ 0 ± 5	—

Indice di Romberg (OC/OA × 100)	**Superficie: 131**	**Velocità: 122 — Lunghezza: 122**

Tracciato CoP (schema ricostruito)

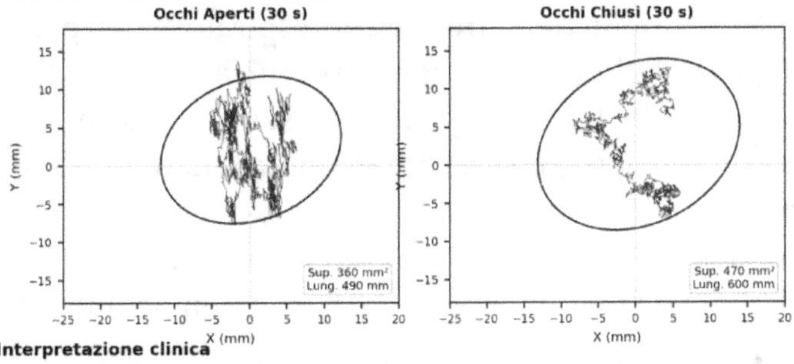

Interpretazione clinica

Pattern con prevalente asimmetria antero-posteriore (std Y > std X), deviazione sagittale del centro ellisse. RQ superficie 131 – alterazione lieve. Coerente col ruolo del diaframma come stabilizzatore centrale: la sua disfunzione si manifesta stabilometricamente come perdita del controllo sagittale fine. Utile confrontare con stabilometria durante respirazione diaframmatica guidata per quantificare la reversibilità.

→ *Capitolo 24.1 — Pattern stabilometrico e limiti interpretativi.*

24.2 SINCRONIZZAZIONE RESPIRAZIONE–COP

La respirazione genera una modulazione ritmica fisiologica del centro di pressione, osservabile in modo oggettivo attraverso la stabilometria. Questo fenomeno non è un artefatto, ma una componente strutturale del controllo posturale.

Durante la stazione eretta ogni ciclo respiratorio produce variazioni della pressione intra-addominale, spostamenti del centro di massa e modificazioni del tono dei muscoli antigravitari.

Queste variazioni si traducono in micro-oscillazioni ritmiche del COP, prevalentemente sul piano antero-posteriore.

Il meccanismo è pulito: in inspirazione il diaframma si abbassa, la pressione intra-addominale sale, il baricentro va avanti e il CoP si sposta in avanti; in espirazione la pressione cala, il baricentro arretra e il CoP torna indietro. Questa alternanza disegna un'oscillazione sinusoidale visibile nello stabilogramma antero-posteriore, e nella trasformata di Fourier compare come una componente predominante nella banda 0,15–0,40 Hz — quella della frequenza respiratoria a riposo. In un pattern fisiologico trovi un'oscillazione armonica, energia distribuita in modo uniforme nelle basse frequenze e assenza di picchi irregolari; in presenza di disfunzione, invece, emergono asincronia tra respiro e CoP, un'ampiezza antero-posteriore eccessiva, irregolarità spettrali e un aumento dell'area — come nell'iperventilazione o nella respirazione toracica alta, dove la modulazione del CoP diventa meno efficiente e più dispersiva[185].

C'è poi il versante autonomico: la respirazione è un ponte diretto tra controllo volontario e sistema autonomico, e la modulazione vagale legata all'espirazione influenza il tono muscolare, la variabilità del CoP e la stabilità globale — un pattern respiratorio coerente si associa a maggiore stabilità e migliore adattabilità[186]. Per questo la sincronizzazione respirazione–CoP diventa un indicatore funzionale: quando è ben organizzata suggerisce una buona integrazione tra respiro e postura, un'adeguata funzione diaframmatica e una coordinazione neurovegetativa efficiente; quando si perde, orienta verso una disfunzione

185 Hodges PW, 2000
186 Bernardi L, 2001

diaframmatica, un'alterazione del core, un'iperattivazione simpatica o un compenso muscolare eccessivo. In clinica lo sfrutti osservando le variazioni del CoP durante la respirazione guidata e i cambiamenti dopo gli esercizi diaframmatici, con un miglioramento di area e lunghezza dopo la rieducazione — tanto che la pedana diventa anche uno strumento di monitoraggio del training respiratorio. La sincronizzazione tra respiro e CoP è un fenomeno fisiologico fondamentale: la stabilometria la rende visibile e misurabile, dando indicazioni sull'integrazione tra funzione diaframmatica, stabilità lombare e regolazione neurovegetativa.

CASO 24.2 · DESINCRONIZZAZIONE RESPIRAZIONE-CoP Paziente S.P. · 33 a. · F

Anamnesi e quadro clinico

Donna, 33 anni. Atleta master (running). Lamenta ridotta efficienza respiratoria sotto sforzo e sensazione di 'rimbalzo' del baci durante la corsa lenta. Analisi spiroergometrica coerente. Nessuna lesione strutturale.

Parametri stabilometrici — bipodalica 30 s

Parametro	OA	OC	Range indic.	Flag
Lunghezza gomitolo (mm)	540	680	≈ 300-500	↑
Superficie ellisse (mm²)	410	560	≈ 100-250	↑↑
Velocità media (mm/s)	18,00	22,67	≈ 10-17	↑
Asse maggiore ellisse (mm)	26,20	30,40	—	↑
RMS X / RMS Y (mm)	1,25 / 1,88	1,56 / 2,38	—	↑ AP
Dev. standard X / Y (mm)	3,12 / 5,14	3,95 / 6,52	—	↑ AP
X medio (centro ellisse, mm)	0,10	0,30	≈ 0 ± 5	—
Y medio (centro ellisse, mm)	1,80	2,30	≈ 0 ± 5	—
Indice di Romberg (OC/OA × 100)	**Superficie: 137**		**Velocità: 126 — Lunghezza: 126**	

Tracciato CoP (schema ricostruito)

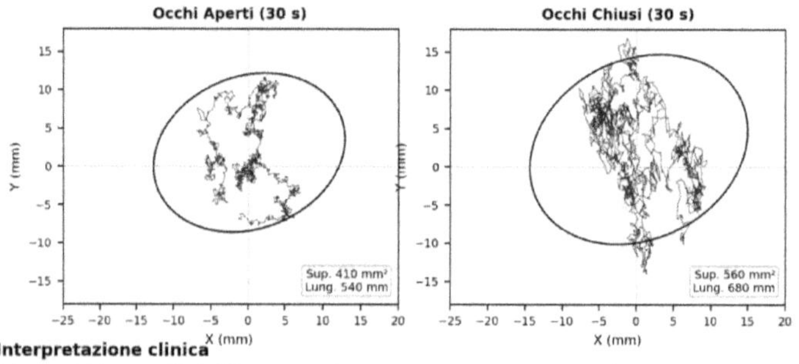

Interpretazione clinica

Pattern sagittale con oscillazioni AP aumentate (std Y elevata) — firma tipica della desincronizzazione respirazione-CoP. L'analis in frequenza evidenzierebbe picco attorno a 0,2-0,4 Hz (frequenza respiratoria) con ampiezza anomala. Il sistema posturale nor smorza efficacemente l'input respiratorio. Profilo che trae beneficio da training di sincronizzazione diaframmatica e biofeedbac

→ Capitolo 24.2 — Pattern stabilometrico e limiti interpretativi.

24.3 PATTERN RESPIRATORI DISFUNZIONALI E STABILOMETRIA

I pattern respiratori disfunzionali rappresentano una delle alterazioni più frequenti nella pratica clinica e possono influenzare in modo significativo il controllo posturale. La stabilometria consente di evidenziare le modificazioni funzionali del COP associate a tali alterazioni.

La respirazione fisiologica è caratterizzata da una predominanza diaframmatica, da un'espansione addomino-costale inferiore, da un ritmo regolare e da una coordinazione con il tono posturale.

Quando questo equilibrio viene meno, il sistema antigravitario può perdere parte della sua efficienza stabilizzante.

I quadri più frequenti sono quattro, e ognuno lascia una firma diversa. La respirazione toracica superiore, con ridotta escursione diaframmatica, attivazione eccessiva di scaleni e sternocleidomastoidei e aumento del tono cervicale, sulla pedana dà oscillazioni antero-posteriori aumentate, area e lunghezza in crescita e un possibile aumento dell'LFS, perché altera il controllo pressorio addominale e irrigidisce il distretto cervico-dorsale. L'iperventilazione, legata a un aumento della frequenza respiratoria, a un calo della CO_2 e ad alterazioni neurovegetative, si traduce in maggiore variabilità del CoP, dispersione dell'energia nelle bande medio-alte e oscillazioni irregolari, e può compromettere la stabilità anche per via centrale e vestibolare. Il blocco inspiratorio o apnea funzionale — ridotta mobilità diaframmatica, rigidità del core, pressione toraco-addominale persistentemente alta — dà invece riduzione dell'area, lunghezza relativamente elevata e un pattern rigido, tanto da mimare un'iper-ortosimpaticotonia funzionale. L'asincronia diaframma–addome, infine, quando il diaframma non si coordina con trasverso e pavimento pelvico, porta instabilità lombare, dispersione delle oscillazioni e maggiore dispendio, con incremento di area e lunghezza e un LFS alterato.

Non stupisce, allora, che nei soggetti con lombalgia cronica si trovino ridotta escursione diaframmatica, coordinazione respiro-postura alterata e maggiore instabilità[187], che la pedana oggettiva come aumento di area e lunghezza, soprattutto a occhi chiusi. E qui la stabilometria

187 Janssens L et al., 2010

diventa anche strumento di follow-up: interventi mirati sulla respirazione diaframmatica, sul controllo del core e sul ritmo respiratorio possono migliorare il quadro, con riduzione di area e lunghezza, un LFS migliore e un'armonizzazione della componente in frequenza. Non va dimenticato il legame autonomico — questi pattern si associano spesso a un'iperattivazione simpatica, come nell'iperventilazione, o a una predominanza vagale, con un respiro lento e ampio: la respirazione è il punto di intersezione tra biomeccanica, sistema autonomico e controllo tonico-posturale. Non un fenomeno accessorio, dunque, ma una componente strutturale della stabilità: attraverso la pressione intra-addominale e l'integrazione neurovegetativa il diaframma influenza direttamente il CoP, e la stabilometria consente di osservare e quantificare queste dinamiche, offrendo uno strumento oggettivo per comprendere e monitorare le disfunzioni respiratorie nel contesto posturale.

CASO 24.3 · PATTERN RESPIRATORIO DISFUNZIONALE Paziente S.C. · 46 a. · F

Anamnesi e quadro clinico

Donna, 46 anni. Respirazione toracica alta, iper-attivazione scaleni e SCM, episodi di iperventilazione sotto stress. Capogiri aspecifici, parestesie agli arti superiori durante i picchi ansiosi. Funzione polmonare globale nella norma.

Parametri stabilometrici — bipodalica 30 s

Parametro	OA	OC	Range indic.	Flag
Lunghezza gomitolo (mm)	470	570	≈ 300-500	—
Superficie ellisse (mm²)	320	430	≈ 100-250	↑
Velocità media (mm/s)	15,67	19,00	≈ 10-17	—
Asse maggiore ellisse (mm)	22,79	26,16	—	—
RMS X / RMS Y (mm)	1,41 / 1,25	1,29 / 1,21	—	↑ ML
Dev. standard X / Y (mm)	2,92 / 4,46	3,38 / 6,01	—	↑ AP
X medio (centro ellisse, mm)	0,20	0,40	≈ 0 ± 5	—
Y medio (centro ellisse, mm)	1,60	2,20	≈ 0 ± 5	—
Indice di Romberg (OC/OA × 100)	**Superficie: 134**	**Velocità: 121 — Lunghezza: 121**		

Tracciato CoP (schema ricostruito)

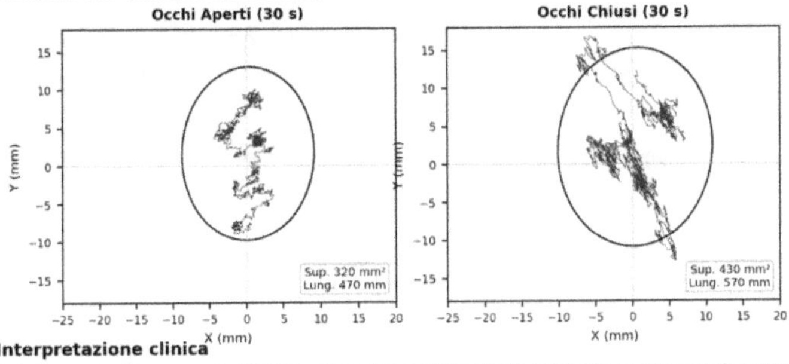

Interpretazione clinica

Pattern con spiccata componente AP (std Y nettamente superiore a std X), centro ellisse deviato anteriormente. RQ superficie 1 L'utilizzo della muscolatura accessoria per la respirazione altera la distribuzione del carico sul piano sagittale: il controllo posturale risente dell'inefficienza respiratoria. Il profilo si normalizza tipicamente dopo rieducazione respiratoria diaframmatica — la stabilometria documenta oggettivamente la risposta.

→ Capitolo 24.3 — Pattern stabilometrico e limiti interpretativi.

CAPITOLO 25
SPORT E PERFORMANCE

25.1 STABILOMETRIA NELL'ATLETA

Nell'atleta la stabilometria non serve a misurare "quanto sta fermo", ma a leggere la qualità del controllo neuromuscolare e l'efficienza del sistema antigravitario. È qui che il CoP smette di essere solo un dato clinico e diventa un indicatore di performance.

Nell'atleta il controllo posturale è la base su cui si organizzano la precisione del gesto tecnico, il trasferimento di forza, l'economia del movimento e la prevenzione dell'infortunio.

Il COP non misura "quanto l'atleta sta fermo", ma come il sistema nervoso organizza le micro-regolazioni toniche.

Tra atleta e soggetto sedentario le differenze si leggono con chiarezza. La letteratura descrive negli atleti un'area dell'ellisse più contenuta, una maggiore efficienza del controllo posturale e una migliore integrazione sensoriale.[188] Attenzione però a non leggere l'area come una pagella: un'area più piccola non indica automaticamente una performance migliore. Un atleta può presentare oscillazioni contenute ma rigide, tipiche di un assetto iper-ortostatico, e in quel caso il dato piccolo racconta una perdita di adattabilità, non un guadagno. È per questo che il parametro va sempre riportato alla disciplina.

Ogni sport ha la sua firma stabilometrica. Negli sport di precisione — tiro, golf, tiro con l'arco — prevalgono area ridotta, lunghezza contenuta e grande stabilità. Negli sport di combattimento contano invece la reattività, le oscillazioni rapide e la capacità di ritrovare l'equilibrio dopo la perturbazione. Negli sport di equilibrio dinamico, come ginnastica e danza, le oscillazioni sono più ampie ma finemente controllate. Lo stesso valore numerico, quindi, cambia di segno a seconda del gesto atletico che stai valutando.

---

188 Paillard T., 2017

A questo si aggiunge la qualità dell'integrazione multisensoriale: l'atleta riduce meglio la dipendenza visiva, sfrutta gli input propriocettivi e vestibolari e riorganizza rapidamente la strategia posturale quando cambia il contesto, e negli atleti di alto livello questa efficienza vestibolo-propriocettiva è ancora più marcata.[189] Sul piano preventivo, un'alterazione stabilometrica può precedere il segno clinico: un aumento dell'area, un incremento della lunghezza o un'asimmetria del carico che compaiono senza causa evidente vanno letti come possibile spia di compenso o di fatica neuromuscolare, prima ancora che diventino instabilità di caviglia o recidiva di lesione.

Ma il valore maggiore della stabilometria nell'atleta è un altro: costruire una baseline individuale. Il confronto che conta è intra-soggetto — pre e post carico, pre e post stagione, pre e post infortunio — perché non è il valore assoluto a dire qualcosa, ma la sua variazione nel tempo. In questo senso il COP non è uno strumento di "diagnosi posturale", ma un indicatore fine della qualità dell'organizzazione tonica: quanto bene, e con quanto costo, quell'atleta tiene insieme il proprio equilibrio.

189 Vuillerme N, 2004

CASO 25.1 · STABILOMETRIA NELL'ATLETA Paziente F.A. · 22 a. · M

Anamnesi e quadro clinico

Maschio, 22 anni, calciatore semi-professionista (piede dominante destro). Pregresso stiramento bicipite femorale sinistro 6 me prima. Visita di routine nel monitoraggio stagionale. Nessun dolore attuale, carico allenante normale.

Parametri stabilometrici — bipodalica 30 s

Parametro	OA	OC	Range indic.	Flag
Lunghezza gomitolo (mm)	340	400	≈ 300-500	—
Superficie ellisse (mm²)	180	215	≈ 100-250	—
Velocità media (mm/s)	11,33	13,33	≈ 10-17	—
Asse maggiore ellisse (mm)	17,60	19,20	—	—
RMS X / RMS Y (mm)	0,76 / 0,68	0,92 / 0,84	—	↑ ML
Dev. standard X / Y (mm)	2,42 / 2,10	2,84 / 2,50	—	↑ ML
X medio (centro ellisse, mm)	3,50	4,20	≈ 0 ± 5	—
Y medio (centro ellisse, mm)	0,40	0,60	≈ 0 ± 5	—
Indice di Romberg (OC/OA × 100)	**Superficie: 119**	**Velocità: 118 — Lunghezza: 118**		

Tracciato CoP (schema ricostruito)

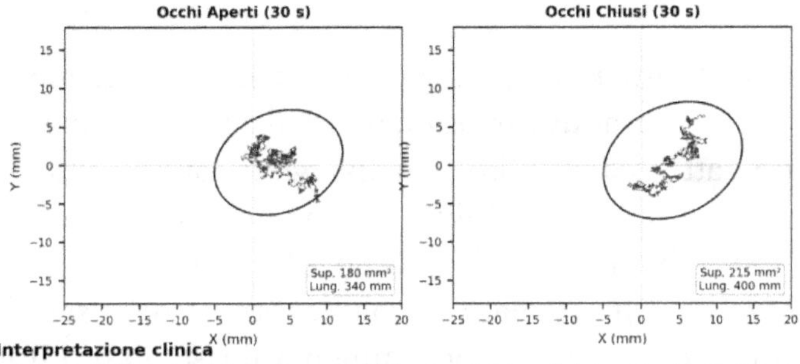

Interpretazione clinica

Pattern complessivamente eccellente (parametri sotto la norma adulta), ma deviazione laterale netta del centro ellisse a destra medio +3,5 / +4,2 mm) — coerente con il trasferimento di carico sul lato dominante e possibile evitamento difensivo del lato operato. Valori assoluti bassi ma asimmetria presente: il dato non è patologico ma merita attenzione nel monitoraggio di ritorno allo sport per prevenire sovraccarichi e recidive.

→ *Capitolo 25.1 — Pattern stabilometrico e limiti interpretativi.*

25.2 FATICA NEUROMUSCOLARE

La fatica neuromuscolare rappresenta una condizione di riduzione temporanea della capacità del sistema nervoso e muscolare di generare forza e controllare il movimento. Non si tratta esclusivamente di esaurimento periferico, ma di una modificazione globale della modulazione tonica e della coordinazione centrale.

Dal punto di vista stabilometrico, la fatica si traduce in una alterazione dell'organizzazione delle oscillazioni del COP.

Sul piano neurofisiologico la fatica riduce la precisione dei motoneuroni, altera l'integrazione dei feedback sensoriali e compromette la fine regolazione dell'ankle strategy.[190] Il risultato, sul tracciato, è una perdita di efficienza del controllo fine: dopo un carico intenso osservi un aumento dell'area dell'ellisse, un incremento della lunghezza e oscillazioni meno organizzate.

Vale la pena distinguere il tipo di fatica, perché lascia firme diverse. La fatica periferica si traduce in aumento dell'area, incremento della lunghezza e un pattern di oscillazione disorganizzato; la fatica centrale, al contrario, dà ridotta variabilità, rigidità adattativa e oscillazioni più lente. In entrambi i casi il COP racconta la stessa cosa — una perdita di efficienza neuromuscolare — ma per strade opposte. E non è un dato solo di laboratorio: la fatica aumenta il rischio di infortunio, e l'incremento dell'area e della lunghezza del COP post-carico è correlato a una ridotta stabilità e a una maggiore probabilità di lesione.[191]

Da qui l'utilità del test post-carico. Misurare prima dell'allenamento, subito dopo e nelle ore successive ti permette di leggere il tempo di recupero neuromuscolare e lo stato di affaticamento residuo, sempre confrontando con la baseline individuale più che con un valore assoluto. Dopo lavoro pliometrico o sprint il pattern tipico è un aumento marcato dell'area e della lunghezza; se persiste oltre le 24-48 ore, è ragionevole pensare a un recupero incompleto. In questa logica la stabi-

190 Ibid.
191 Gribble PA, 2004

lometria non sostituisce i test di forza o l'HRV, ma li integra, offrendo una lettura rapida e non invasiva dello stato tonico-posturale su cui appoggiare le decisioni di carico.

CASO 25.2 · FATICA NEUROMUSCOLARE — Paziente M.L. · 26 a. · F

Anamnesi e quadro clinico

Donna, 26 anni, atleta di triathlon (sprint). Valutazione stabilometrica eseguita 10 minuti dopo test massimale su cicloergomet (VO2 85% del massimale). Baseline pre-sforzo completamente nella norma. Nessun sintomo o lesione attiva.

Parametri stabilometrici — bipodalica 30 s

Parametro	OA	OC	Range indic.	Flag
Lunghezza gomitolo (mm)	420	510	≈ 300-500	—
Superficie ellisse (mm²)	260	340	≈ 100-250	↑
Velocità media (mm/s)	14,00	17,00	≈ 10-17	—
Asse maggiore ellisse (mm)	21,00	24,20	—	—
RMS X / RMS Y (mm)	1,12 / 0,95	1,42 / 1,20	—	↑ ML
Dev. standard X / Y (mm)	3,18 / 2,65	3,88 / 3,25	—	↑ ML
X medio (centro ellisse, mm)	0,40	0,60	≈ 0 ± 5	—
Y medio (centro ellisse, mm)	0,80	1,10	≈ 0 ± 5	—
Indice di Romberg (OC/OA × 100)	**Superficie: 131**		**Velocità: 121 — Lunghezza: 121**	

Tracciato CoP (schema ricostruito)

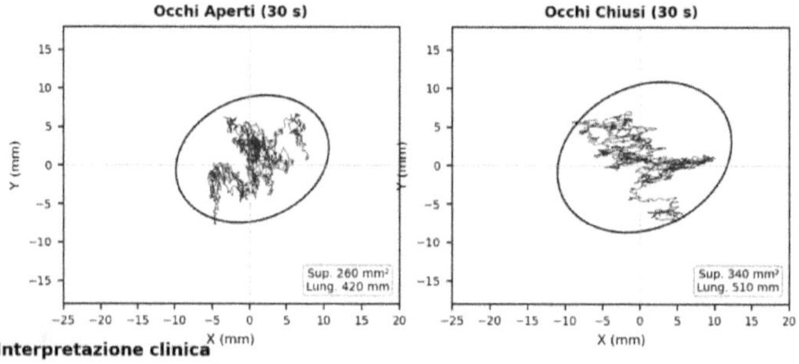

Interpretazione clinica

Pattern acutamente alterato post-sforzo massimale: aumento di area, velocità e oscillazioni, con RQ superficie 131 (modesto). I quadro riflette la temporanea desensibilizzazione propriocettiva e la fatica del sistema di controllo motorio — fenomeno reversi in pochi minuti/ore. La stabilometria post-sforzo ha valore di monitoraggio funzionale: valori molto elevati o lenti al ripristino suggeriscono carico di allenamento eccessivo o recupero incompleto.

→ *Capitolo 25.2 — Pattern stabilometrico e limiti interpretativi.*

25.3 MONITORAGGIO CARICO

Il monitoraggio del carico allenante rappresenta uno degli aspetti più critici nella gestione della performance sportiva. L'equilibrio tra stimolo e recupero determina l'adattamento positivo; il superamento della capacità di recupero conduce a fatica residua, overreaching o overtraining.

La stabilometria può inserirsi in questo contesto come strumento di valutazione oggettiva dello stato neuromuscolare e tonico-posturale dell'atleta. Non misura il carico in sé, ma le sue conseguenze funzionali.

Il primo passo è distinguere carico esterno e carico interno. Il carico esterno è ciò che programmi — volume, intensità, chilometraggio, numero di sedute; il carico interno è la risposta fisiologica dell'atleta a quel lavoro: stress autonomico, stato di recupero, adattamento. La stabilometria si colloca tutta sul versante del carico interno, ed è lì che diventa utile.

Quando il carico eccede la capacità di recupero, il tracciato lo mostra: aumento dell'area, incremento della lunghezza, riduzione dell'efficienza del controllo posturale. Se queste modificazioni persistono nei giorni successivi indicano un recupero incompleto, e se si accompagnano a un incremento progressivo seduta dopo seduta — soprattutto in presenza di alterazioni del sonno, affaticamento e irritabilità — siamo nel territorio dell'overreaching. La valutazione mattutina pre-allenamento, in questo senso, funziona da indice di readiness: un atleta in condizione ottimale mostra un'area stabile rispetto alla propria baseline, mentre uno scostamento marcato dai valori individuali segnala fatica residua o attivazione autonomica non ancora rientrata.

Come sempre nello sport, il dato singolo conta meno del trend. Il valore vero sta nel confronto longitudinale intra-soggetto — pre-stagione, inizio settimana, dopo una seduta intensa — e nell'integrazione con gli altri strumenti che già usi, dall'HRV ai questionari di percezione dello sforzo. Il vantaggio della stabilometria è proprio la rapidità e la non invasività: pochi secondi di registrazione che, ripetuti nel tempo, disegnano l'andamento del carico interno.

Protocollo semplice applicabile:

- Test stabilometrico mattutino 30 secondi occhi aperti / chiusi
- Confronto con baseline
- Valutazione area, lunghezza, LFS
- Decisione su carico giornaliero

Se:

- area ↑ >15% rispetto baseline
- lunghezza ↑ significativa
- LFS > valori abituali

→ considerare riduzione carico o lavoro tecnico leggero.

Resta chiaro il limite: la stabilometria non sostituisce i test metabolici o di forza. È uno strumento di lettura funzionale del sistema tonico-posturale, e in ambito sportivo il suo posto è quello di sentinella del carico interno — un indicatore rapido che, integrato con il resto, aiuta a decidere quando spingere e quando alleggerire, e che proprio nel confronto nel tempo mostra precocemente un calo di efficienza.

CASO 25.3 · MONITORAGGIO DEL CARICO

Paziente G.D. · 30 a. · M

Anamnesi e quadro clinico

Maschio, 30 anni, mezzofondista agonista. Incremento del volume di allenamento (+30%) nelle ultime 4 settimane. Lamenta ca performance, sonno frammentato, irritabilità. HRV basale in riduzione del 15% rispetto al mese precedente. Valutazione di monitoraggio in overreaching sospetto.

Parametri stabilometrici — bipodalica 30 s

Parametro	OA	OC	Range indic.	Flag
Lunghezza gomitolo (mm)	450	560	≈ 300–500	—
Superficie ellisse (mm²)	310	400	≈ 100–250	↑
Velocità media (mm/s)	15.00	18.67	≈ 10–17	—
Asse maggiore ellisse (mm)	22.40	25.60	—	—
RMS X / RMS Y (mm)	1.22 / 1.08	1.52 / 1.32	—	↑ ML
Dev. standard X / Y (mm)	3.45 / 2.92	4.15 / 3.48	—	↑ ML
X medio (centro ellisse, mm)	0.60	0.80	≈ 0 ± 5	—
Y medio (centro ellisse, mm)	0.50	0.70	≈ 0 ± 5	—
Indice di Romberg (OC/OA × 100)	**Superficie: 129**		**Velocità: 124 — Lunghezza: 124**	

Tracciato CoP (schema ricostruito)

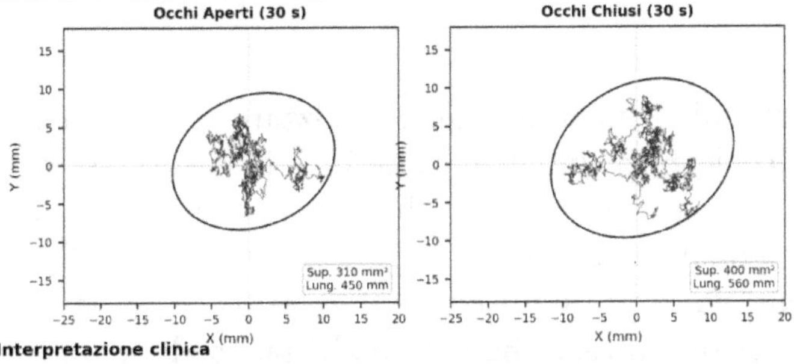

Interpretazione clinica

Pattern con aumento generalizzato dei parametri rispetto alla baseline individuale documentata in precedenti sessioni di monitoraggio; RQ superficie 129. L'atleta in overreaching/overtraining funzionale mostra tipicamente instabilità posturale lieve persistente, espressione dell'affaticamento del sistema nervoso centrale. Nel contesto sportivo, il confronto longitudinale con la baseline individuale è più informativo del valore assoluto: guida modulazione del carico e del recupero.

→ *Capitolo 25.3 — Pattern stabilometrico e limiti interpretativi.*

25.4 APPLICAZIONE DELL'INDICE LFS NELLO SPORT

L'indice LFS (Length/Surface ratio) è uno degli indicatori più interessanti nello sport perché integra due parametri fondamentali: la lunghezza del gomitolo, che riflette l'effort motorio, e l'area dell'ellisse, che rappresenta lo spazio di controllo.

LFS = Lunghezza del COP / Area dell'ellisse

Questo rapporto consente di valutare l'efficienza del sistema tonico-posturale, ossia quanta "strada" il sistema percorre per controllare una determinata superficie.

Il significato fisiologico dell'LFS nello sport è particolare, perché qui l'obiettivo non è avere oscillazioni minime, ma oscillazioni efficienti. Un LFS vicino al valore fisiologico individuale indica un buon rapporto tra controllo e libertà di movimento; un LFS elevato rispetto alla baseline suggerisce un maggior costo del controllo, tipico della fatica o della rigidità; un LFS ridotto, al contrario, può indicare un'ampiezza eccessiva e poco controllata, con ipotono o perdita di finezza regolatoria.

La forza dell'indice sta proprio nel sintetizzare due parametri in una sola misura di efficienza. Prendi due atleti con la stessa area: quello con lunghezza contenuta ha un LFS stabile, condizione ottimale; quello con lunghezza molto maggiore ha un LFS elevato, e controlla lo stesso spazio con più lavoro neuromuscolare. È questo che rende l'LFS utile nel contesto performance, e che lo lega alla fatica: dopo un carico intenso vedi spesso la lunghezza aumentare a parità di area — l'atleta tiene lo stesso spazio ma a costo maggiore — e se l'LFS resta elevato nei giorni successivi il recupero non è completo.

Nel monitoraggio quotidiano un LFS stabile rispetto alla baseline individuale suggerisce buona efficienza e prontezza; un aumento improvviso segnala stress autonomico, affaticamento centrale o recupero incompleto, e in quei casi conviene modulare l'intensità della seduta. L'interpretazione va sempre contestualizzata alla disciplina — negli sport di precisione l'LFS tende a valori più bassi — ma quello che conta davvero è il trend individuale. Va detto con chiarezza anche il limite: l'LFS non è un indicatore diretto di performance, non misura forza, potenza o resistenza; è un indice di efficienza tonico-posturale, e va letto sempre insieme all'area, alla lunghezza e al quadro clinico complessivo.

Protocollo operativo suggerito:

- Baseline pre-stagione
- Test settimanale standardizzato
- Test post carico intenso
- Confronto percentuale con baseline

Soglia operativa suggerita (indicativa):

- +10–15% rispetto baseline→ attenzione
- +20% → possibile sovraccarico
- < baseline significativo → possibile ipotonia o alterazione adattativa

L'indice LFS rappresenta uno strumento particolarmente interessante nel contesto sportivo perché consente di valutare l'efficienza del controllo posturale in relazione al carico allenante. Non sostituisce altri strumenti di monitoraggio, ma li integra fornendo un indicatore oggettivo della qualità neuromuscolare del sistema antigravitario.

CASO 25.4 · INDICE LFS NELLO SPORT Paziente A.R. · 28 a. · M

Anamnesi e quadro clinico

Maschio, 28 anni, ciclista su strada professionista. Area ellisse e lunghezza gomitolo nella norma ma il rapporto LFS (Lunghezza/Superficie) è elevato: 2,17 OA — valore superiore ai 1,8 tipici della popolazione sportiva. Baseline di monitoraggio ţ stagione agonistica.

Parametri stabilometrici — bipodalica 30 s

Parametro	OA	OC	Range indic.	Flag
Lunghezza gomitolo (mm)	380	450	≈ 300-500	—
Superficie ellisse (mm²)	175	210	≈ 100-250	—
Velocità media (mm/s)	12,67	15,00	≈ 10-17	—
Asse maggiore ellisse (mm)	17,80	19,50	—	—
RMS X / RMS Y (mm)	0,85 / 0,78	1,02 / 0,92	—	↑ ML
Dev. standard X / Y (mm)	2,62 / 2,28	3,08 / 2,65	—	↑ ML
X medio (centro ellisse, mm)	0,20	0,40	≈ 0 ± 5	—
Y medio (centro ellisse, mm)	0,30	0,50	≈ 0 ± 5	—

Indice di Romberg (OC/OA × 100)	Superficie: 120	Velocità: 118 — Lunghezza: 118

Tracciato CoP (schema ricostruito)

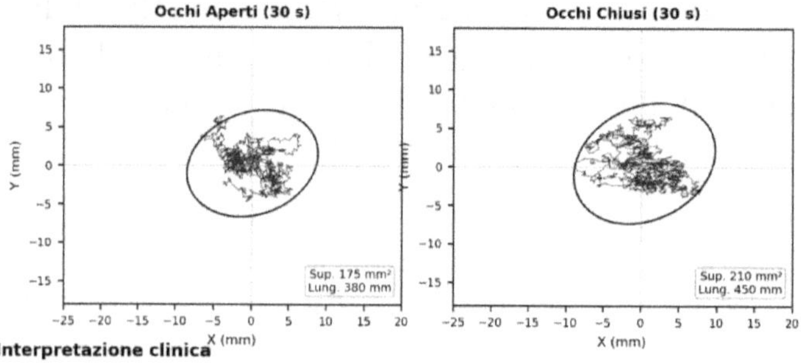

Interpretazione clinica

Parametri assoluti ottimi, ma l'indice LFS elevato (lunghezza relativamente alta rispetto all'area contenuta) segnala un controllo posturale ad alto costo energetico: il soggetto mantiene l'equilibrio attraverso micro-correzioni frequenti. Tipico di atleti con maggior consumo propriocettivo. Lettura utile nel monitoraggio sportivo: non è patologia ma indicatore di strategia. Un LFS progressivamente in aumento può suggerire stanchezza del sistema di controllo anche in assenza di alterazioni dei parametri assoluti.

→ *Capitolo 25.4 — Pattern stabilometrico e limiti interpretativi.*

CAPITOLO 26
ALTERAZIONI STRUTTURALI E ASIMMETRIE POSTURALI

26.1 SCOLIOSI

Con le alterazioni strutturali cambia la domanda: non più "quale recettore è in difficoltà", ma "come si è riorganizzato il sistema attorno a un vincolo che non puoi togliere". La scoliosi è il caso emblematico — una deformità tridimensionale del rachide: deviazione laterale sul piano frontale, rotazione vertebrale sul piano trasverso, alterazione delle curve fisiologiche sul piano sagittale.

Dal punto di vista biomeccanico, questa configurazione determina una modifica permanente dell'asse corporeo e del baricentro, con conseguente adattamento del sistema tonico-posturale.

La stabilometria non misura la curva scoliotica, ma le strategie compensatorie che il sistema adotta per mantenere l'equilibrio.

Sul piano biomeccanico la scoliosi produce un'asimmetria del carico plantare e uno spostamento laterale del centro di massa: il COP tende a posizionarsi in modo asimmetrico rispetto al centro geometrico della base d'appoggio. È da qui che nascono le manifestazioni tipiche. Il COP appare stabilmente decentrato verso il lato convesso o concavo della curva; le oscillazioni sul piano frontale sono spesso più marcate che nei soggetti non scoliotici; nei casi più strutturati l'area dell'ellisse aumenta, segno di maggiore instabilità globale; e i centri di pressione dei singoli piedi mostrano una distribuzione del carico asimmetrica.

Un passaggio clinico decisivo è distinguere la scoliosi strutturata da quella funzionale. La prima presenta una deformità vertebrale fissa e un'alterazione permanente; la seconda è un'asimmetria secondaria, modificabile agendo sulla causa — un tilt pelvico, una discrepanza degli arti. Proprio qui la stabilometria dà una mano: osservando la modificabilità del COP in condizioni diverse — correzione del piede, del morso, dell'appoggio — puoi cogliere quanto l'asimmetria sia rigida o riducibile.

Le evidenze vanno in questa direzione: gli adolescenti con scoliosi idiopatica presentano una maggiore instabilità posturale rispetto ai coetanei,[192] e alcuni lavori la associano a un deficit dell'integrazione sensoriale, in particolare propriocettiva e vestibolare.[193] Sul piano clinico questo rende la stabilometria utile per monitorare l'evoluzione nel tempo e valutare l'efficacia del trattamento, senza mai sostituire la radiografia o la valutazione ortopedica, che restano il riferimento strutturale. E il limite va tenuto presente: non esiste un "pattern stabilometrico specifico" della scoliosi. Il COP riflette l'adattamento, non la curva; quello che leggi sono le strategie compensatorie con cui il sistema tiene insieme un assetto strutturalmente asimmetrico.

192 Nault ML et al., 2002
193 Simoneau M et al., 2006

CASO 26.1 · SCOLIOSI IDIOPATICA

Paziente L.B. · 16 a. · F

Anamnesi e quadro clinico

Adolescente, 16 anni. Scoliosi idiopatica toraco-lombare destro-convessa, angolo di Cobb 24° (torace) e 18° (lombare). In cresc (Risser 3). Corsetto notturno in uso. Nessun dolore, valutazione stabilometrica di controllo.

Parametri stabilometrici — bipodalica 30 s

Parametro	OA	OC	Range indic.	Flag
Lunghezza gomitolo (mm)	480	580	≈ 300-500	—
Superficie ellisse (mm²)	340	450	≈ 100-250	↑
Velocità media (mm/s)	16,00	19,33	≈ 10-17	—
Asse maggiore ellisse (mm)	23,50	27,20	—	—
RMS X / RMS Y (mm)	1,28 / 1,05	1,60 / 1,28	—	↑ ML
Dev. standard X / Y (mm)	3,42 / 2,68	4,28 / 3,30	—	↑ ML
X medio (centro ellisse, mm)	2,80	3,40	≈ 0 ± 5	—
Y medio (centro ellisse, mm)	-0,60	-0,80	≈ 0 ± 5	—

Indice di Romberg (OC/OA × 100)	Superficie: 132	Velocità: 121 — Lunghezza: 121

Tracciato CoP (schema ricostruito)

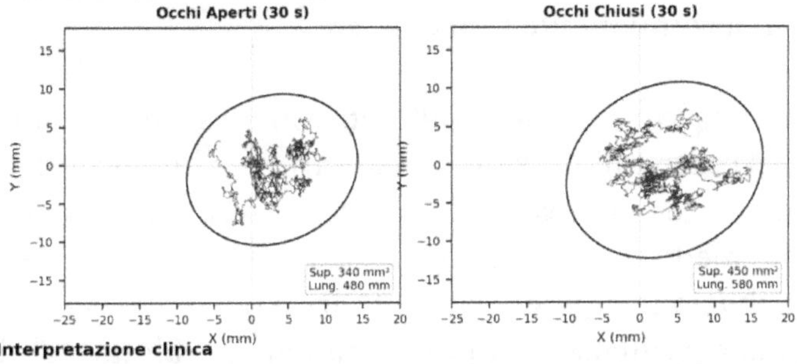

Interpretazione clinica

Pattern con deviazione laterale del centro ellisse verso il lato convesso toracico (X medio positivo) e lieve prevalenza delle oscillazioni medio-laterali. RQ superficie 132. La scoliosi altera la distribuzione del carico in modo statico, ma il sistema di controllo posturale si adatta: la stabilometria documenta l'asimmetria strutturale e aiuta a distinguere gli aspetti compensati d quelli scompensati.

→ *Capitolo 26.1 — Pattern stabilometrico e limiti interpretativi.*

26.2 DISCREPANZA ARTI INFERIORI

La discrepanza degli arti inferiori (leg length discrepancy, LLD) è una differenza di lunghezza tra i due arti inferiori, che può essere di natura strutturale (ossea) o funzionale (posturale/pelvica).

Dal punto di vista biomeccanico, anche differenze modeste modificano l'orientamento del bacino, la distribuzione del carico plantare, l'asse del rachide e la posizione del centro di massa.

La stabilometria non misura direttamente la lunghezza degli arti, ma evidenzia le strategie compensatorie del sistema nel mantenimento dell'equilibrio.

Il primo asse di lettura è la distinzione tra discrepanza strutturale e funzionale. La discrepanza strutturale è una differenza anatomica reale — un'asimmetria ossea femorale o tibiale; quella funzionale nasce invece da un tilt pelvico, da retrazioni muscolari o da alterazioni del piede. La stabilometria aiuta a orientarsi: un pattern stabile e poco modificabile suggerisce una componente strutturale, uno che cambia con le correzioni una componente funzionale.

Sul piano biomeccanico, anche differenze modeste inclinano il bacino e spostano il centro di pressione verso l'arto più lungo o verso il lato di maggior carico. Le manifestazioni che ne derivano sono coerenti: un decentramento medio-laterale persistente del COP, un'asimmetria dei COF con distribuzione differenziale del carico plantare tra i due piedi, un aumento delle oscillazioni latero-laterali per la ridotta stabilità sul piano frontale e — nei casi più marcati, con discrepanze superiori ai 2 cm — un incremento dell'area dell'ellisse.[194] L'entità conta: discrepanze inferiori a 1 cm sono spesso compensate senza segni evidenti, mentre oltre i 2 cm si osservano modificazioni posturali più chiare,[195] pur restando la risposta altamente individuale.

Un aspetto clinicamente prezioso è la possibilità di valutare il paziente con e senza rialzo correttivo: un miglioramento del pattern — riduzione dell'area, centratura del COP, recupero della simmetria dei COF — può suggerire l'utilità del rialzo, purché la lettura resti pruden-

194 Gurney B., 2002
195 Defrin R et al., 2005

te e integrata con la valutazione ortopedica. Come sempre, l'interpretazione va tenuta globale: non ogni asimmetria del COP nasce da una discrepanza — anche la scoliosi o un problema podalico la producono — ed è la differenza di lunghezza, quando reale, a modificare in modo misurabile l'organizzazione del carico e dell'equilibrio.

CASO 26.2 · DISCREPANZA ARTI INFERIORI — Paziente G.P. · 41 a. · M

Anamnesi e quadro clinico

Maschio, 41 anni. Discrepanza arti inferiori di 1,2 cm (arto destro più corto), conferma scanometrica. Saltuaria lombalgia al cari prolungato. Non utilizza rialzo. Valutazione basale pre-correzione.

Parametri stabilometrici — bipodalica 30 s

Parametro	OA	OC	Range indic.	Flag
Lunghezza gomitolo (mm)	440	530	≈ 300-500	—
Superficie ellisse (mm²)	280	360	≈ 100-250	↑
Velocità media (mm/s)	14,67	17,67	≈ 10-17	—
Asse maggiore ellisse (mm)	21,40	24,20	—	—
RMS X / RMS Y (mm)	1,05 / 0,82	1,32 / 1,04	—	↑ ML
Dev. standard X / Y (mm)	3,18 / 2,10	3,88 / 2,65	—	↑ ML
X medio (centro ellisse, mm)	-4,20	-5,10	≈ 0 ± 5	—
Y medio (centro ellisse, mm)	0,30	0,50	≈ 0 ± 5	—

Indice di Romberg (OC/OA × 100)	**Superficie: 129**	**Velocità: 120 — Lunghezza: 120**

Tracciato CoP (schema ricostruito)

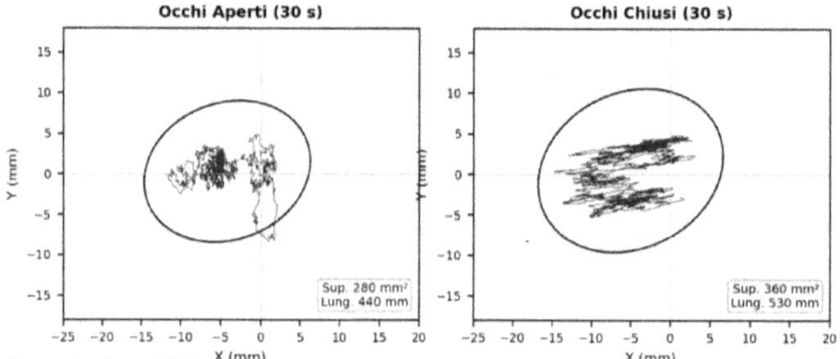

Interpretazione clinica

Pattern con deviazione laterale del centro ellisse verso il lato dell'arto più lungo (X medio −4,2 / −5,1) e lieve incremento delle oscillazioni medio-laterali. RQ superficie 129 — alterazione sub-clinica. La discrepanza genera un'asimmetria statica document utile ripetere la valutazione con rialzo per quantificare la risposta alla correzione e guidare la decisione clinica.

→ *Capitolo 26.2 — Pattern stabilometrico e limiti interpretativi.*

26.3 ESITI CHIRURGICI ORTOPEDICI

Gli esiti chirurgici ortopedici rappresentano una condizione frequente nella pratica clinica riabilitativa e posturologica. Interventi su rachide, anca, ginocchio, caviglia o piede determinano modificazioni biomeccaniche e neuromuscolari che possono influenzare in modo significativo il controllo posturale.

La stabilometria non valuta il successo chirurgico in senso strutturale, ma consente di analizzare l'adattamento funzionale del sistema tonico-posturale dopo l'intervento.

Dopo un intervento ortopedico il controllo posturale cambia: si alterano la propriocezione e il carico sull'arto operato, e questi fattori si riflettono direttamente sull'organizzazione del COP. I pattern che ricorrono sono riconoscibili — un'asimmetria dei COF con carico ridotto sull'arto operato nelle prime fasi, un decentramento del COP verso l'arto sano per meccanismo protettivo, un aumento dell'area indicativo di instabilità globale nelle prime settimane e un incremento della lunghezza del gomitolo, segno del maggior dispendio energetico necessario a mantenere la stazione eretta.

Il quadro varia con la sede. Dopo chirurgia vertebrale — artrodesi, decompressione — si osservano una riduzione della mobilità e una riorganizzazione del controllo che la stabilometria può seguire nel tempo. Dopo ricostruzione del LCA o chirurgia di caviglia i deficit propriocettivi possono persistere anche per mesi. Dopo chirurgia dell'anca, frattura o artroprotesi, si altera la distribuzione del carico, con un progressivo riequilibrio documentabile durante la riabilitazione.

È in questa logica di follow-up che lo strumento rende di più: una baseline pre-operatoria quando possibile, poi valutazioni seriate nel post per leggere il recupero della simmetria, la riduzione dell'area e la ricentratura del COP. La stabilometria personalizza il percorso riabilitativo e ne documenta i progressi, senza sostituire i test funzionali dinamici, che restano complementari. Il limite è netto: non tutti gli esiti chirurgici lasciano un'impronta stabilometrica significativa, e dove la lascia il suo valore è nel monitoraggio del recupero funzionale più che nella misura dell'esito chirurgico in sé.

CASO 26.3 · RICOSTRUZIONE LCA

Paziente G.M. · 28 a. · M

Anamnesi e quadro clinico

Maschio, 28 anni. Ricostruzione LCA ginocchio destro con trapianto di semitendinoso 8 mesi prima, esiti di trauma sportivo. Per riabilitativo completato, prossimo return-to-sport. Nessun dolore, modica asimmetria residua nei test propriocettivi.

Parametri stabilometrici — bipodalica 30 s

Parametro	OA	OC	Range indic.	Flag
Lunghezza gomitolo (mm)	500	620	≈ 300-500	—
Superficie ellisse (mm²)	350	470	≈ 100-250	↑
Velocità media (mm/s)	16,67	20,67	≈ 10-17	—
Asse maggiore ellisse (mm)	26,19	29,37	—	↑
RMS X / RMS Y (mm)	0,67 / 0,61	0,66 / 0,57	—	**↑ ML**
Dev. standard X / Y (mm)	4,53 / 3,85	5,87 / 4,46	—	**↑ ML**
X medio (centro ellisse, mm)	3,80	4,60	≈ 0 ± 5	—
Y medio (centro ellisse, mm)	0,60	0,80	≈ 0 ± 5	—

Indice di Romberg (OC/OA × 100)	**Superficie: 134**	**Velocità: 124 — Lunghezza: 124**

Tracciato CoP (schema ricostruito)

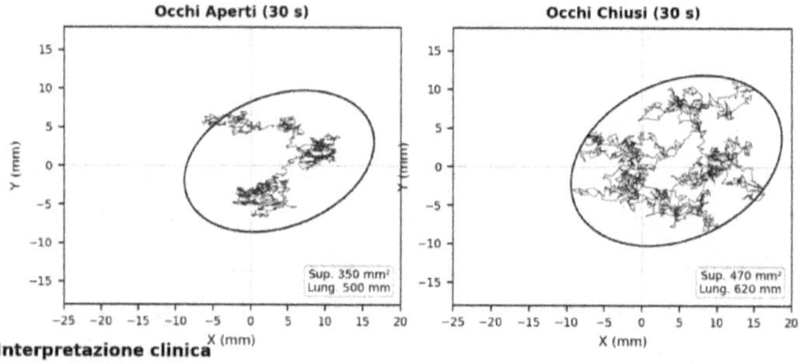

Interpretazione clinica

Pattern con aumento contenuto di area e velocità, deviazione del centro ellisse verso il lato sano (evitamento sub-cosciente de lato operato), RQ superficie 134. Profilo da monitorare: il persistente sbilanciamento indica che il recupero propriocettivo non è completo nonostante l'assenza di sintomi. La stabilometria è uno degli strumenti oggettivi più utili nella decisione di return-to-sport per prevenire recidive.

→ *Capitolo 26.3 — Pattern stabilometrico e limiti interpretativi.*

26.4 ARTROPROTESI

L'artroprotesi rappresenta uno degli interventi ortopedici più frequenti nella popolazione adulta e anziana, in particolare a carico dell'anca e del ginocchio. Sebbene l'obiettivo primario sia la riduzione del dolore e il recupero della funzionalità articolare, l'impianto protesico comporta una riorganizzazione biomeccanica e neuromuscolare del sistema posturale.

La stabilometria consente di analizzare l'adattamento funzionale del COP dopo l'intervento, evidenziando eventuali asimmetrie residue o strategie compensatorie persistenti.

L'anca è un nodo biomeccanico centrale nella trasmissione del carico tra tronco e arti, e anche dopo il recupero clinico e la scomparsa del dolore alcuni studi mostrano una persistenza di asimmetrie del controllo posturale; la stabilometria può documentarne il progressivo riequilibrio nel tempo. Nel ginocchio il quadro è simile: dopo un'artroprotesi totale (TKA) osservi un aumento dell'area e un incremento della lunghezza del COP, e alcuni lavori segnalano che, anche a mesi di distanza, la stabilità posturale non sempre torna del tutto ai valori attesi.[196]

Il denominatore comune è l'impatto sulla simmetria e sul baricentro. L'artroprotesi modifica la lunghezza funzionale dell'arto e la distribuzione del carico, e il COP può restare stabilmente decentrato anche in assenza di sintomi — un segno di riorganizzazione adattativa che va cercato, perché non lo racconta il dolore. Anche qui lo strumento vale soprattutto come follow-up: una baseline pre-operatoria quando è possibile, poi il confronto longitudinale per seguire il recupero della simmetria e la riduzione delle oscillazioni, con particolare attenzione all'oscillazione medio-laterale, spesso la più compromessa e la più lenta a rientrare.

Sul piano clinico questo aiuta a identificare i compensi persistenti e a guidare il lavoro propriocettivo, ricordando sempre il limite: non tutti i pazienti protesizzati mostrano alterazioni significative, e la stabilometria non valuta l'impianto ma l'adattamento funzionale del sistema attorno ad esso. È questa, in fondo, la chiave di lettura di tutte

196 Swanik CB, 2004

le alterazioni strutturali: non misuriamo la deformità o la protesi, ma il modo in cui il corpo si riorganizza attorno ad esse, e lo facciamo in modo oggettivo e ripetibile nel tempo.

CASO 26.4 · ARTROPROTESI DI GINOCCHIO Paziente R.B. · 69 a. · M

Anamnesi e quadro clinico

Maschio, 69 anni. Protesi totale ginocchio sinistro impiantata 5 mesi prima, gonartrosi avanzata. Percorso riabilitativo post-chirurgico in completamento. ROM 0-115°, forza arti 4/5. Deambulazione autonoma senza ausili, lieve zoppia residua.

Parametri stabilometrici — bipodalica 30 s

Parametro	OA	OC	Range indic.	Flag
Lunghezza gomitolo (mm)	460	570	≈ 300-500	—
Superficie ellisse (mm²)	290	390	≈ 100-250	↑
Velocità media (mm/s)	15,33	19,00	≈ 10-17	—
Asse maggiore ellisse (mm)	22,74	26,02	—	—
RMS X / RMS Y (mm)	1,05 / 0,86	1,38 / 1,13	—	↑ ML
Dev. standard X / Y (mm)	4,29 / 2,39	3,89 / 2,82	—	↑ ML
X medio (centro ellisse, mm)	2,80	3,40	≈ 0 ± 5	—
Y medio (centro ellisse, mm)	0,40	0,60	≈ 0 ± 5	—

Indice di Romberg (OC/OA × 100)	**Superficie: 134**	**Velocità: 124 — Lunghezza: 124**

Tracciato CoP (schema ricostruito)

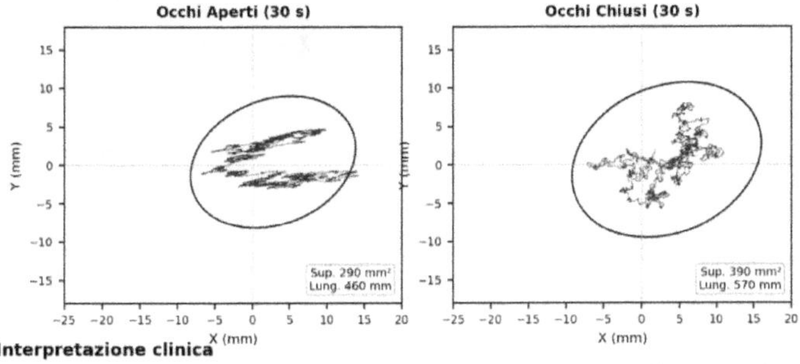

Interpretazione clinica

Pattern con aumento moderato dei parametri assoluti, deviazione del centro ellisse verso il lato non operato (X medio +2,8 / +: RQ superficie 134. Coerente con scarico del lato protesizzato tipico della fase post-chirurgica. L'asimmetria residua guida la prosecuzione riabilitativa sul recupero della simmetria del carico e sulla sicurezza nella deambulazione autonoma.

→ Capitolo 26.4 — Pattern stabilometrico e limiti interpretativi.

CONCLUSIONI GENERALI

La stabilometria posturale è oggi uno strumento di valutazione oggettiva del controllo dell'equilibrio in ortostatismo, capace di tradurre in parametri numerici e grafici l'organizzazione del sistema tonico-posturale. Ma il suo valore non risiede nel dato isolato: risiede nella capacità del clinico di integrare le informazioni stabilometriche all'interno di un ragionamento multidimensionale.

Nel corso di questo libro ho analizzato gli indicatori cinematici e cinetici, i principali indici derivati (ellisse di confidenza, lunghezza del gomitolo, LFS, indici di Romberg e interferenza cervicale), gli strumenti di analisi in frequenza e i principi metodologici che ne garantiscono l'affidabilità. È emerso con chiarezza che ogni parametro, se considerato singolarmente, possiede limiti interpretativi. Solo attraverso una lettura multiparametrica e integrata la stabilometria acquisisce significato clinico.

La postura non è una condizione statica, ma un processo dinamico di regolazione continua, governato dall'integrazione tra sistemi visivo, vestibolare, somatosensoriale e neurovegetativo. La pedana stabilometrica non misura "la postura" in senso assoluto, ma l'espressione funzionale di tale integrazione in un determinato contesto sperimentale. Per questo motivo la stabilometria deve essere considerata uno strumento di supporto decisionale e non un mezzo diagnostico autosufficiente.

L'analisi dei quadri patologici — vestibolari, neurologici, muscolo-scheletrici, recettoriali, autonomici e sportivi — ha mostrato come il COP diventi una sorta di "firma funzionale" del sistema nervoso centrale e periferico. Alterazioni dell'area, della lunghezza, delle velocità o delle frequenze non rappresentano etichette diagnostiche, ma segnali di adattamento, compenso o inefficienza energetica.

Un aspetto che emerge con forza dalla letteratura è che il controllo posturale è altamente sensibile a fattori quali dolore, fatica, stato emotivo e carico cognitivo. Questo implica che la stabilometria debba essere interpretata alla luce del contesto clinico globale e non ridotta a una mera valutazione meccanica.

La vera forza della stabilometria, a mio avviso, risiede in tre aspetti:

1. Oggettivazione del dato clinico, utile per documentare progressi e monitorare l'efficacia terapeutica.

2. Analisi longitudinale, che consente di osservare l'evoluzione del sistema nel tempo.

3. Supporto al ragionamento posturologico, integrando dati recettoriali, biomeccanici e neurofisiologici.

Allo stesso tempo, è necessario mantenere un atteggiamento critico. Non tutti i parametri hanno la stessa robustezza scientifica, alcune interpretazioni rimangono controverse e la standardizzazione metodologica non è ancora universalmente condivisa. La stabilometria non sostituisce l'esame clinico, ma lo arricchisce.

In conclusione, la stabilometria posturale non deve essere vista come una tecnologia fine a sé stessa, ma come un linguaggio oggettivo attraverso cui il clinico può leggere l'adattamento del sistema umano alla gravità. È uno strumento che, se utilizzato con competenza, rigore metodologico e spirito critico, può diventare parte integrante di una posturologia scientificamente fondata.

Il futuro della disciplina non risiede nell'accumulo di parametri sempre più complessi, ma nella capacità di integrare stabilometria, analisi biomeccanica, intelligenza artificiale e valutazione clinica in un modello realmente interdisciplinare.

La postura, in ultima analisi, è espressione di equilibrio tra struttura, funzione e sistema nervoso. La stabilometria ne rappresenta la traccia misurabile.

GLOSSARIO

Definizioni sintetiche dei principali termini stabilometrici e posturologici utilizzati nel testo, raccolti per aree tematiche. Per gli approfondimenti metodologici si rimanda ai capitoli di riferimento.

Parametri stabilometrici

COP (Center of Pressure – Centro di Pressione)

Punto di applicazione della risultante delle forze verticali scambiate tra piede e pedana. È il segnale grezzo da cui derivano tutti i parametri stabilometrici. Non coincide con il COM: il COP è la risposta neuromuscolare che insegue e corregge le oscillazioni del baricentro.

COM (Center of Mass – Centro di Massa)

Baricentro corporeo, la grandezza che il sistema posturale cerca di mantenere entro la base d'appoggio. Non è misurato direttamente dalla pedana ma stimato o inferito; il COP oscilla attorno alla sua proiezione al suolo con ampiezza maggiore.

Statokinesigramma

Rappresentazione grafica della traiettoria del COP sul piano orizzontale (vista dall'alto). Mostra la forma e la dispersione spaziale delle oscillazioni durante la registrazione.

Stabilogramma

Rappresentazione delle oscillazioni del COP nel tempo, separate nelle due componenti: antero-posteriore (AP) e medio-laterale (ML). Consente di leggere l'andamento temporale che lo statokinesigramma comprime.

Oscillazioni AP (antero-posteriori) e ML (medio-laterali)

Le due componenti direzionali del movimento del COP. La componente AP è governata prevalentemente dalla strategia di caviglia e dal sistema visivo/vestibolare; la ML riflette il controllo di anca e il carico differenziale tra i due arti. Analizzarle separatamente orienta l'interpretazione clinica.

Superficie / Area dell'ellisse di confidenza

Area dell'ellisse che racchiude una percentuale definita dei punti del COP (tipicamente il 90% o il 95%). Esprime la dispersione spaziale delle oscillazioni: un'area ampia indica minore stabilità. È il parametro di ampiezza più utilizzato e va sempre riferito al livello di confidenza e al metodo di calcolo adottati; i valori normativi (es. la soglia orientativa di riferimento della scuola francese) dipendono dal tempo di acquisizione e dal protocollo, e vanno usati come indicazione, non come limite assoluto.

Lunghezza del gomitolo (LT – Length)

Sviluppo lineare totale della traiettoria del COP nel tempo di registrazione, espresso in millimetri. Rappresenta la "quantità" di lavoro correttivo prodotto dal sistema: più il tracciato è lungo, più intensa è l'attività di regolazione posturale.

Velocità media di oscillazione

Rapporto tra la lunghezza del gomitolo e il tempo di registrazione (mm/s). È tra i parametri più sensibili e riproducibili: quantifica la rapidità delle correzioni posturali. Può essere scomposta nelle componenti AP e ML.

LFS (Length/Surface – rapporto Lunghezza/Superficie)

Rapporto tra la lunghezza del gomitolo e la superficie dell'ellisse. Descrive la "densità" del tracciato: valori elevati indicano molte correzioni concentrate in uno spazio ridotto (controllo fine ma iperattivo); valori bassi indicano oscillazioni ampie e poco frequenti. Utile per distinguere pattern di controllo a parità di area o di lunghezza.

Rettangolo dei gomitoli

Riquadro che circoscrive l'estensione massima del tracciato del COP sui due assi (AP e ML). Fornisce una misura sintetica dell'ingombro spaziale delle oscillazioni.

COF (centri di pressione dei singoli piedi)

Centri di pressione calcolati separatamente sotto il piede destro e il piede sinistro, quando la strumentazione lo consente. Permettono di valutare l'asimmetria di carico e il contributo di ciascun arto alla stabilità globale.

Strategia pressoria media

Distribuzione media del carico durante la registrazione, che orienta sull'uso prevalente della strategia di caviglia rispetto a quella di anca e sull'eventuale sbilanciamento del carico.

Indice di Romberg

Rapporto tra un parametro (tipicamente la superficie) registrato a occhi chiusi e lo stesso parametro a occhi aperti, espresso in percentuale (OC/OA × 100). Quantifica il peso del contributo visivo nel controllo posturale: valori elevati indicano una forte dipendenza dalla vista, spesso associata a un deficit degli altri canali (propriocettivo o vestibolare). Valori significativamente inferiori a 100 — l'area a occhi chiusi che diminuisce invece di aumentare — segnalano al contrario una strategia di ipercontrollo/irrigidimento.

Indice di interferenza cervicale

Rapporto tra i parametri stabilometrici (tipicamente la lunghezza del tracciato) registrati con il capo in retroflessione e quelli in posizione neutra. Un incremento marcato delle oscillazioni con la retroflessione suggerisce un'interferenza cervicale sul controllo posturale. Da tenere distinto dall'indice di Romberg: quello confronta le aree a occhi chiusi/aperti, questo confronta le lunghezze in retroflessione/posizione neutra.

Analisi in frequenza (Trasformata di Fourier – FFT)

Scomposizione del segnale del COP nelle sue componenti frequenziali, per identificare quali sistemi di controllo intervengono. In prima approssimazione: le basse frequenze sono associate al controllo visivo e vestibolare (e alla componente respiratoria), le medie frequenze al contributo cerebellare, le alte frequenze all'attività propriocettiva e riflessa. La suddivisione in bande è indicativa e va interpretata con cautela.

Descrittori di frequenza

Parametri che sintetizzano lo spettro del segnale: la frequenza mediana (50% della potenza), la frequenza al 95%, la frequenza di picco e la frequenza centroidale (baricentro dello spettro). Descrivono dove si concentra l'energia delle oscillazioni e sono utili per confronti quantitativi tra registrazioni.

Analisi non lineare

Insieme di metodi che studiano la struttura temporale e la regolarità del segnale posturale, oltre alla sua semplice ampiezza. I principali: la Sample Entropy (SampEn) e l'Approximate Entropy (ApEn), che misurano la regolarità/prevedibilità del tracciato (valori bassi = segnale più regolare e rigido); la Detrended Fluctuation Analysis (DFA), che valuta le correlazioni a lungo termine; la Recurrence Quantification Analysis (RQA), che analizza la ricorrenza degli stati del sistema. Offrono informazioni complementari ai parametri classici sulla qualità del controllo, non solo sulla sua entità.

Sistemi e recettori

Sistema vestibolare

Apparato dell'orecchio interno (canali semicircolari e organi otolitici) che rileva le accelerazioni angolari e lineari del capo e la sua posizione rispetto alla gravità. Nel controllo posturale interviene soprattutto quando mancano riferimenti visivi affidabili o la base d'appoggio è instabile.

Sistema propriocettivo

Rete di recettori — fusi neuromuscolari, organi tendinei del Golgi, recettori articolari e meccanocettori cutanei plantari — che informa il sistema nervoso sulla posizione e sul movimento dei segmenti corporei. È il canale dominante nel mantenimento della stazione eretta su base stabile.

Sistema visivo

Fornisce riferimenti sull'orientamento del corpo rispetto all'ambiente e contribuisce a stabilizzare l'oscillazione posturale. Il suo peso relativo si stima dal confronto tra registrazione a occhi aperti e a occhi chiusi (indice di Romberg).

Sistema stomatognatico / occlusale

Complesso funzionale di denti, articolazioni temporo-mandibolari e muscoli masticatori. Un suo coinvolgimento nel controllo posturale è ipotizzato da una parte della letteratura, ma le evidenze sono discordanti: va considerato come possibile fattore, non come relazione causale consolidata.

Recettori podalici (plantari)

Meccanocettori cutanei della pianta del piede che segnalano la distribuzione e le variazioni del carico. Costituiscono l'interfaccia sensoriale tra corpo e suolo e concorrono, con la propriocezione, al controllo fine dell'equilibrio.

Base d'appoggio

Superficie di contatto tra i piedi e il suolo. Definisce i limiti entro cui deve rimanere la proiezione del centro di massa perché l'equilibrio sia mantenuto: più è ampia, maggiore è la stabilità potenziale.

Poligono di sostegno

Area delimitata dai margini esterni dei piedi appoggiati. Finché la proiezione al suolo del COM resta al suo interno la stazione eretta è stabile; quando se ne avvicina ai bordi aumenta il rischio di perdita dell'equilibrio.

Test e manovre

Test di Romberg (clinico)

Valutazione dell'equilibrio in stazione eretta prima a occhi aperti e poi a occhi chiusi. Un netto peggioramento a occhi chiusi indica un deficit propriocettivo o vestibolare compensato dalla vista. La sua versione strumentale è l'indice di Romberg stabilometrico.

Manovra di Dix-Hallpike

Manovra diagnostica di riferimento per la vertigine parossistica posizionale benigna (VPPB) del canale semicircolare posteriore. Portando rapidamente il paziente in posizione supina con il capo esteso e ruotato, evoca il nistagmo posizionale caratteristico e la vertigine.

VNG (videonistagmografia)

Registrazione video dei movimenti oculari, utilizzata per studiare la funzione vestibolare e le vie oculomotorie attraverso l'analisi del nistagmo spontaneo, posizionale e provocato.

vHIT (video Head Impulse Test)

Test che misura il riflesso vestibolo-oculare durante rapidi movimenti impulsivi del capo, valutando la funzione di ciascun canale semicircolare separatamente.

Test di convergenza

Valutazione della capacità dei due occhi di convergere e mantenere la fissazione su un bersaglio ravvicinato. Rientra nell'esame oculomotorio ed è utile quando si sospetta un contributo visivo/oculomotorio al disturbo posturale.

Test di retroflessione del capo

Registrazione stabilometrica eseguita con il capo esteso all'indietro, confrontata con la posizione neutra. È la prova su cui si calcola l'indice di interferenza cervicale.

BIBLIOGRAFIA

1. Armijo-Olivo S, Rappoport K, Fuentes J, et al. Head and cervical posture in patients with temporomandibular disorders. J Orofac Pain. 2011;25(3):199-209.
2. Baldini A, Nota A, Cozza P. The association between occlusion and posture: a review of literature. J Electromyogr Kinesiol. 2013;23(4):701-707.
3. Baratto L, Morasso PG, Re C, Spada G. A new look at posturographic analysis in the clinical context: sway-density versus other parameterization techniques. Motor Control. 2002;6(3):246-270.
4. Bernardi L, Porta C, Sleight P. Cardiovascular, cerebrovascular and respiratory changes induced by different types of breathing. Clin Sci (Lond). 2001;101(1):1-7.
5. Bhattacharyya N, Gubbels SP, Schwartz SR, et al. Clinical practice guideline: benign paroxysmal positional vertigo (update). Otolaryngol Head Neck Surg. 2017;156(3 Suppl):S1-S47.
6. Bloem BR, Grimbergen YA, Cramer M, et al. Prospective assessment of falls in Parkinson's disease. J Neurol. 2001;248(11):950-958.
7. Bolton DA. The role of psychological stress on postural control. Neurosci Biobehav Rev. 2015;57:160-172.
8. Bonan IV, Colle FM, Guichard JP, et al. Reliance on visual information after stroke. Part I: balance on dynamic posturography. Arch Phys Med Rehabil. 2004;85(2):268-273.
9. Broglio SP, Zhu W, Sopiarz K, Park Y. Generalizability theory analysis of balance error scoring system reliability in healthy young adults. J Athl Train. 2009;44(5):497-502.
10. Cameron MH, Horak FB, Herndon RR, Bourdette D. Imbalance in multiple sclerosis: a result of slowed spinal somatosensory conduction. Somatosens Mot Res. 2008;25(2):113-122.
11. Cattaneo D, Regola A, Meotti M. Validity of six balance disorders scales in persons with multiple sclerosis. Disabil Rehabil. 2006;28(12):789-795.
12. Chiari L, Rocchi L, Cappello A. Stabilometric parameters are affected by anthropometry and foot placement. Clin Biomech (Bristol, Avon). 2002;17(9-10):666-677.
13. Clauw DJ. Fibromyalgia: a clinical review. JAMA. 2014;311(15):1547-1555.

14. Collins JJ, De Luca CJ. Open-loop and closed-loop control of postu-re: a random-walk analysis of center-of-pressure trajectories. Exp Brain Res. 1993;95(2):308-318.
15. Compston A, Coles A. Multiple sclerosis. Lancet. 2008;372(9648):1502-1517.
16. Davids K, Glazier P, Araujo D, Bartlett R. Movement systems as dynamical systems. Sports Med. 2003;33(4):245-260.
17. Defrin R, Benyamin SB, Aldubi RD, Pick CG. Conservative correction of leg-length discrepancies of 10 mm or less for the relief of chronic low back pain. Arch Phys Med Rehabil. 2005;86(11):2075-2080.
18. Duarte M, Freitas SMSF. Revision of posturography based on force plate for balance evaluation. Rev Bras Fisioter. 2010;14(3):183-192.
19. Fling BW, Dutta GG, Horak FB. Functional connectivity underlying postural motor adaptation in people with multiple sclerosis. Neurorehabil Neural Repair. 2015;29(1):40-52.
20. Flor H. Cortical reorganisation and chronic pain: implications for rehabilitation. J Rehabil Med. 2003;(41 Suppl):66-72.
21. Forte G, Favieri F, Casagrande M. Heart rate variability and cogniti-ve function: a systematic review. Front Neurosci. 2019;13:710.
22. Frenklach A, Louie S, Koop MM, Bronte-Stewart H. Excessive postural sway and the risk of falls at different stages of Parkinson's disease. Mov Disord. 2009;24(3):377-385.
23. Gagey PM, Weber B. Posturologie: régulation et dérèglements de la station debout. 3e éd. Paris: Masson; 2004.
24. Gangloff P, Perrin PP. Unilateral trigeminal anaesthesia modifies postural control in human subjects. Neurosci Lett. 2002;330(2):179-182.
25. Genthon N, Rougier P, Gissot AS, et al. Contribution of each lower limb to upright standing in stroke patients. Stroke. 2008;39(6):1793-1799.
26. Gribble PA, Hertel J. Effect of lower-extremity muscle fatigue on postural control. Arch Phys Med Rehabil. 2004;85(4):589-592.
27. Gurney B. Leg length discrepancy. Gait Posture. 2002;15(2):195-206.
28. Guskiewicz KM. Postural stability assessment following concussion: one piece of the puzzle. Clin J Sport Med. 2001;11(3):182-189.
29. Herdman SJ, Hall CD, Schubert MC, et al. Recovery of dynamic visual acuity in bilateral vestibular hypofunction. Arch Otolaryngol Head Neck Surg. 2007;133(4):383-389.

30. Hodges PW, Richardson CA. Inefficient muscular stabilization of the lumbar spine associated with low back pain. Spine. 1996;21(22):2640-2650.
31. Hodges PW, Gandevia SC. Changes in intra-abdominal pressure during postural and respiratory activation of the human diaphragm. J Appl Physiol. 2000;89(3):967-976.
32. Hong CY, Guo LY, Song R, et al. Assessing postural stability via the correlation patterns of vertical ground reaction force components. Biomed Eng Online. 2016;15:90.
33. Horak FB, Nashner LM. Central programming of postural movements: adaptation to altered support-surface configurations. J Neurophysiol. 1986;55(6):1369-1381.
34. Horak FB. Clinical assessment of balance disorders. Gait Posture. 1997;6(1):76-84.
35. Horak FB. Postural orientation and equilibrium: what do we need to know about neural control of balance to prevent falls? Age Ageing. 2006;35(Suppl 2):ii7-ii11, 2006.
36. Ilg W, Golla H, Thier P, Giese MA. Specific influences of cerebellar dysfunctions on gait. Brain. 2007;130(Pt 3):786-798.
37. Janssens L, Brumagne S, Polspoel K, et al. The effect of inspiratory muscles fatigue on postural control in people with and without recurrent low back pain. Spine. 2010;35(10):1088-1094.
38. Jones KD, Horak FB, Winters-Stone K, et al. Fibromyalgia is associated with impaired balance and falls. J Clin Rheumatol. 2009;15(1):16-21.
39. Karlberg M, Magnusson M, Malmstrom EM, et al. Postural and symptomatic improvement after physiotherapy in patients with dizziness of suspected cervical origin. Arch Phys Med Rehabil. 1996;77(9):874-882.
40. Karst GM, Venema DM, Roehrs TG, Tyler AE. Center of pressure measures during standing tasks in minimally impaired persons with multiple sclerosis. J Neurol Phys Ther. 2005;29(4):170-180.
41. Kavounoudias A, Roll R, Roll JP. The plantar sole is a 'dynamometric map' for human balance control. Neuroreport. 1998;9(14):3247-3252.
42. Kolar P, Sulc J, Kyncl M, et al. Stabilizing function of the diaphragm: dynamic MRI and synchronized spirometric assessment. J Appl Physiol. 2010;109(4):1064-1071.
43. Lacour M, Bernard-Demanze L. Interaction between vestibular

compensation mechanisms and vestibular rehabilitation therapy: 10 recommendations for optimal functional recovery. Front Neurol. 2015;5:285.

44. Lafond D, Corriveau H, Hebert R, Prince F. Intrasession reliability of center of pressure measures of postural steadiness in healthy elderly people. Arch Phys Med Rehabil. 2004;85(6):896-901.
45. Latash ML. Neurophysiological Basis of Movement. 2nd ed. Champaign, IL: Human Kinetics; 2008.
46. Mansfield A, Inness EL, Komar J, et al. Training rapid stepping responses in an individual with stroke. Phys Ther. 2011;91(6):958-969.
47. Marigold DS, Eng JJ. The relationship of asymmetric weight-bearing with postural sway and visual reliance in stroke. Gait Posture. 2006;23(2):249-255.
48. Maurer C, Mergner T, Xie J, et al. Effect of chronic bilateral subthalamic nucleus (STN) stimulation on postural control in Parkinson's disease. Brain. 2003;126(Pt 5):1146-1163.
49. Maurer C, Peterka RJ. A new interpretation of spontaneous sway measures based on a simple model of human postural control. J Neurophysiol. 2005;93(1):189-200.
50. Meli A, Zimatore G, Badaracco C, et al. Vestibular rehabilitation and 6-month follow-up using objective and subjective measures. Acta Otolaryngol. 2006;126(3):259-266.
51. Menz HB, Lord SR, St George R, Fitzpatrick RC. Walking stability and sensorimotor function in older people with diabetic peripheral neuropathy. Arch Phys Med Rehabil. 2004;85(2):245-252.
52. Meyer PF, Oddsson LI, De Luca CJ. The role of plantar cutaneous sensation in unperturbed stance. Exp Brain Res. 2004;156(4):505-512.
53. Michelotti A, Buonocore G, Manzo P, et al. Dental occlusion and posture: an overview. Prog Orthod. 2011;12(1):53-58.
54. Mitchell SL, Collins JJ, De Luca CJ, et al. Open-loop and closed-loop postural control mechanisms in Parkinson's disease. Neurosci Lett. 1995;197(2):133-136.
55. Mok NW, Brauer SG, Hodges PW. Hip strategy for balance control in quiet standing is reduced in people with low back pain. Spine. 2004;29(6):E107-E112.
56. Morton SM, Bastian AJ. Cerebellar control of balance and locomotion. Neuroscientist. 2004;10(3):247-259.
57. Morton SM, Bastian AJ. Cerebellar contributions to locomo-

tor adaptations during splitbelt treadmill walking. J Neurosci. 2006;26(36):9107-9116.

58. Myklebust BM, Myklebust JB, Prieto T, et al. Frequency analysis of postural sway in healthy adults. Ann Biomed Eng. 1995;23(Suppl 1):S-49.
59. Nakashima T, Pyyko I, Arroll MA, et al. Meniere's disease. Nat Rev Dis Primers. 2016;2:16028.
60. Nault ML, Allard P, Hinse S, et al. Relations between standing stability and body posture parameters in adolescent idiopathic scoliosis. Spine. 2002;27(17):1911-1917.
61. Nurse MA, Nigg BM. The effect of changes in foot sensation on plantar pressure and muscle activity. Clin Biomech (Bristol, Avon). 2001;16(9):719-727.
62. Paillard T, Noe F. Techniques and methods for testing the postural function in healthy and pathological subjects. Biomed Res Int. 2015;2015:891390.
63. Paillard T. Plasticity of the postural function to sport and/or motor experience. Neurosci Biobehav Rev. 2017;72:129-152.
64. Palmieri RM, Ingersoll CD, Stone MB, Krause BA. Center-of-pressure parameters used in the assessment of postural control. J Sport Rehabil. 2002;11(1):51-66.
65. Paulus WM, Straube A, Brandt T. Visual stabilization of posture. Physiological stimulus characteristics and clinical aspects. Brain. 1984;107(Pt 4):1143-1163.
66. Perinetti G. Dental occlusion and body posture: no detectable correlation. Gait Posture. 2006;24(2):165-168.
67. Peterka RJ. Sensorimotor integration in human postural control. J Neurophysiol. 2002;88(3):1097-1118.
68. Pinganaud G, Bourcier-Lucas C, Buisseret-Delmas C, et al. Primary trigeminal afferents to vestibular nuclei in the rat. Exp Brain Res. 2002;145(4):509-517.
69. Prieto TE, Myklebust JB, Hoffmann RG, et al. Measures of postural steadiness: differences between healthy young and elderly adults. IEEE Trans Biomed Eng. 1996;43(9):956-966.
70. Quijoux F, Nicolai A, Chairi I, et al. A review of center of pressure (COP) variables to quantify standing balance in elderly people: algorithms and open-access code. Physiol Rep. 2021;9(22):e15067.
71. Raymakers JA, Samson MM, Verhaar HJ. The assessment of body sway and the choice of the stability parameter(s). Gait Posture.

2005;21(1):48-58.
72. Revel M, Andre-Deshays C, Minguet M. Cervicocephalic kinesthetic sensibility in patients with cervical pain. Arch Phys Med Rehabil. 1991;72(5):288-291.
73. Richardson JK, Ashton-Miller JA. Peripheral neuropathy: an often-overlooked cause of falls in the elderly. Postgrad Med. 1996;99(6):161-172.
74. Richmond SB, Fling BW, Peterson DS. Visual-vestibular mismatch in postural control: implications for balance and gait. Gait Posture. 2021;86:191-197.
75. Rocchi L, Chiari L, Horak FB. Effects of deep brain stimulation and levodopa on postural sway in Parkinson's disease. J Neurol Neurosurg Psychiatry. 2002;73(3):267-274.
76. Ruhe A, Fejer R, Walker B. The test-retest reliability of centre of pressure measures in bipedal static task conditions. Gait Posture. 2010;32(4):436-445.
77. Ruhe A, Fejer R, Walker B. Center of pressure excursion as a measure of balance performance in patients with non-specific low back pain compared to healthy controls. Eur Spine J. 2011;20(3):358-368.
78. Russek LN, Fulk GD. Pilot study assessing balance in women with fibromyalgia syndrome. Physiother Theory Pract. 2009;25(8):555-565.
79. Saper CB. The central autonomic nervous system: conscious visceral perception and autonomic pattern generation. Annu Rev Neurosci. 2002;25:433-469.
80. Schmit JM, Riley MA, Dalvi A, et al. Deterministic center of pressure patterns characterize postural instability in Parkinson's disease. Exp Brain Res. 2006;168(3):357-367.
81. Scoppa F, Capra R, Gallamini M, Shiffer R. Clinical stabilometry standardization: basic definitions—acquisition interval—sampling frequency. Gait Posture. 2013;37(2):290-292.
82. Simoneau GG, Ulbrecht JS, Derr JA, et al. Postural instability in patients with diabetic sensory neuropathy. Diabetes Care. 1994;17(12):1411-1421.
83. Simoneau M, Mercier P, Blouin J, et al. Altered sensory-weighting mechanisms in adolescents with idiopathic scoliosis. BMC Neurosci. 2006;7:68.
84. Slobounov S, Slobounov E, Newell K. Application of virtual reality graphics in assessment of concussion. Cyberpsychol Behav.

2006;9(2):188-191.
85. Sosnoff JJ, Weikert M, Dlugonski D, et al. Quantifying gait impairment in multiple sclerosis using GAITRite technology. Gait Posture. 2011;34(1):145-147.
86. Sterling M, Jull G, Vicenzino B, Kenardy J. Sensory hypersensitivity occurs soon after whiplash injury and is associated with poor recovery. Pain. 2003;104(3):509-517.
87. Sterling M. A proposed new classification system for whiplash associated disorders. Man Ther. 2004;9(2):60-70.
88. Stolze H, Klebe S, Petersen G, et al. Typical features of cerebellar ataxic gait. J Neurol Neurosurg Psychiatry. 2002;73(3):310-312.
89. Strupp M, Brandt T. Vestibular neuritis. Semin Neurol. 2009;29(5):509-519.
90. Strupp M, Brandt T. Bilateral vestibulopathy: diagnostic criteria and treatment. Semin Neurol. 2009;29(5):520-529.
91. Swanik CB, Lephart SM, Rubash HE. Proprioception, kinesthesia, and balance after total knee arthroplasty. J Bone Joint Surg Am. 2004;86(2):328-334.
92. Thayer JF, Lane RD. A model of neurovisceral integration in emotion regulation and dysregulation. J Affect Disord. 2000;61(3):201-216.
93. Treleaven J, Jull G, Sterling M. Dizziness and unsteadiness following whiplash injury. J Rehabil Med. 2003;35(1):36-43.
94. Treleaven J. Sensorimotor disturbances in neck disorders affecting postural stability, head and eye movement control. Man Ther. 2008;13(1):2-11.
95. Tsao H, Galea MP, Hodges PW. Driving plasticity in the motor cortex in recurrent low back pain. Eur J Pain. 2010;14(8):832-839.
96. Vuillerme N, Nougier V. Attentional demand for regulating postural sway: the effect of expertise in gymnastics. Brain Res Bull. 2004;63(2):161-165.
97. Vuillerme N, Pinsault N. Experimental neck muscle pain impairs standing balance in humans. Exp Brain Res. 2009;192(4):723-729.
98. Winter DA. Human balance and posture control during standing and walking. Gait Posture. 1995;3(4):193-214.